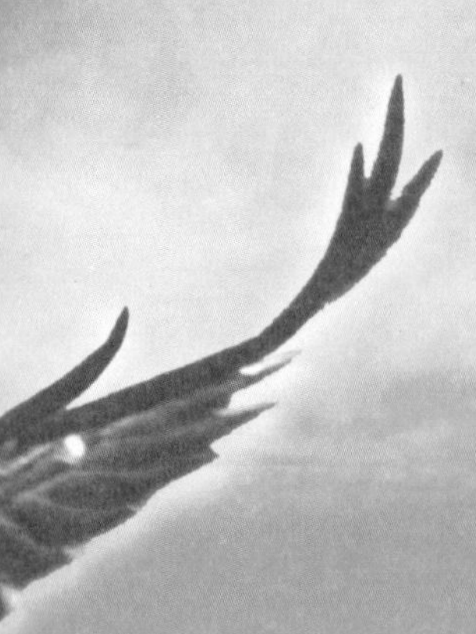

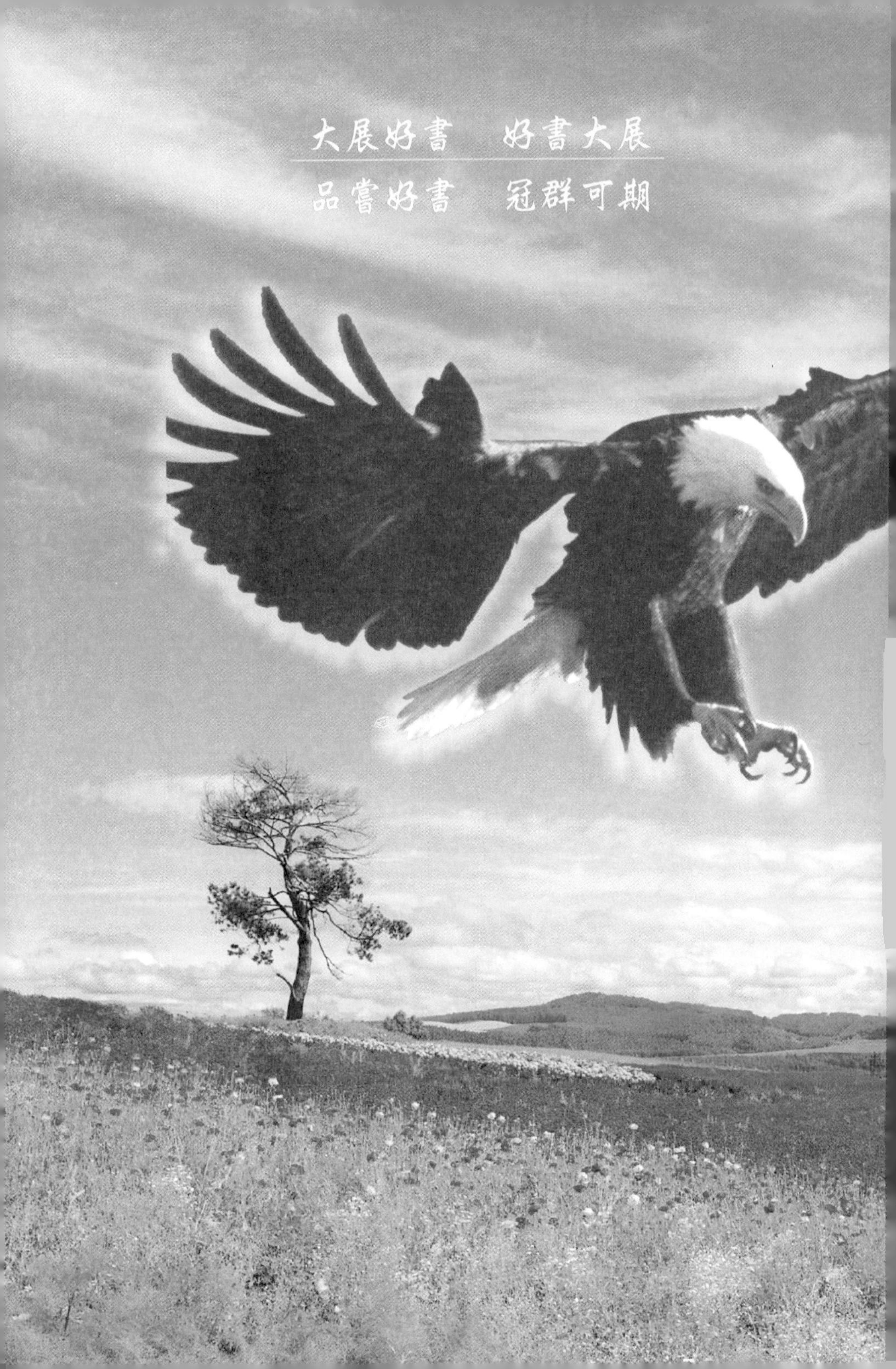

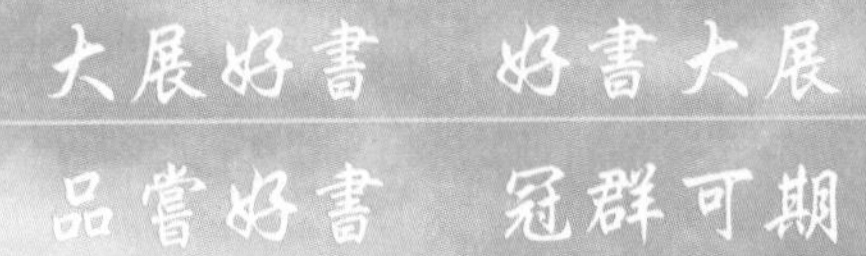
大展好書　好書大展
品嘗好書　冠群可期

元氣系列9

冬蟲夏草長生寶典

高橋義博／著
李久霖／譯

大展出版社有限公司

冬蟲夏草實現健康、長壽的夢想——前言

國人的平均壽命已經接近八十歲，不管是誰都希望長生，但是，這卻是有條件的。即使到達稱為「老化」的年齡，就算不能像青年人一樣，也得維持壯年時代的體力，否則至少日常生活可以自理而不需要別人的照顧。能夠保持這樣的狀態而安享天命，我想是每個人所希望的。

但是，實際的情形又是如何呢？

沒有健康的老後生活就在人生的途中倒下的人非常的多。其中更以侵襲工作旺盛年齡層的「猝死」或「過勞死」為代表。

在現代的社會壓力中，似乎有「魔物」侵襲著。像癌症或愛滋病等都是「魔物」的一種。

對於以往疾病的想法應該要改變了吧——。

因此，要治療疾病，已不再是以「消極的方法」來治好疾病，而是要

進一步以更「積極的方法」來預防並達到消除疾病。

自一八六七年以後，國內醫學大都是採用西方醫學成為典範的治療疾病的「對症療法」，它卻有很大的缺陷，我們似乎是忽略了……。

基於這方面的發想，近數年來漢方的東方醫學開始備受注目。的確，東方醫學較之「對症療法」更優越的，就是它的不罹患疾病的「預防醫學」。

因而獲得東方醫學「醫食同源」獨特想法的支持，並以此為料理的「藥膳」，也紛紛介紹到國內來。

但是，為恐招致誤解，希望各位瞭解這個「藥膳」是具有預防疾病及充實基礎體力的效果，關於材料和烹調方法，則只有耐心的中國人才做得出來，有時在專門店可以吃得到，而一般家庭雖然知道對身體很好，可是僅是要收集材料或烹調等，就會覺得很辛苦而懶得去做。

戰後日本所發明的最大商品就是速食麵，因此我不禁聯想到應該要有「速食藥膳」登場吧！

果然，創造神奇世界紀錄的「馬家軍」登場了。當然只不過是陸上長、中距離選手的女性，幾乎沒有任何人會把她們和運動醫學或一般醫學聯想在一起。

但是，「馬家軍」卻以驚人的姿態締造了驚異的世界紀錄，使得當時的中國政府也不得不對科學加以研究。

結果，發現「馬家軍」的強大秘密，主要是在於能夠使選手進行獨特艱苦訓練的「冬蟲夏草」漢方生藥。

在日本，漢方研究者知道「冬蟲夏草」是中國四〇〇〇年來的秘密，非常著名，而我們一般人甚至不知道它的名稱。現在由於亞運會的「馬家軍」來到日本，以及含有「冬蟲夏草」飲料劑的發售，才讓我們知道了它的存在。

然而，最重要的就是有關「冬蟲夏草」的實體，很多人都不知道，甚至還出現誤解的情形。那麼到底「冬蟲夏草」是什麼東西呢?基於好奇心而誕生了本書。

「冬蟲夏草」的研究，當然在中國最為進步。其中本書的主編，上海中醫藥大的洪嘉禾教授，長年對「冬蟲夏草」的藥理進行分析，發現對於實際的治療有很大幫助。以日本流的方式，可以稱之為「冬蟲夏草」的權威。

洪先生寫下了《冬蟲夏草為漢方的珍寶》一文，茲在序章中為各位翻譯出來，希望藉此讓各位瞭解中國的獨特表現與專門知識。

此外，第一章～第六章是我及冬蟲夏草研究會成員共同執筆的文章。

高橋義博

一九九四年十一月　不老不死的夢想——

目錄

第二章　冬蟲夏草對哪些疾病有效

第三章　我認識冬蟲夏草的經過

第四章 遠離「假的冬蟲夏草」

第五章　體驗者的有效心聲

第六章　了解冬蟲夏草Q＆A

序　章

冬蟲夏草為漢方的珍寶

——洪嘉禾

十五世紀在西藏書籍中登場的冬蟲夏草

中國人是重視保健與養生的民族。很多的醫藥古書關於這方面的記載相當的豐富，像食養保健就是其中之一。介紹天然的漢方藥，連自古傳下來的《神農本草經》中都有記載。其效果則包括保健、養生、駐顏、强壯等效果。

較具代表的有冬蟲夏草、鹿茸、人參等，其中又以冬蟲夏草最受推崇。冬蟲夏草具有很多優越的醫療保健效果，其成長需要高原環境，具有特殊的條件，因此被視爲珍品。在中國不僅博得極高的評價，而且風行世界，名揚天下。

自古以來，漢朝西藏醫者的著作，就已記載有關冬蟲夏草的內容。紀元十五世紀西藏的「南方學派」宿喀妮多吉的《母露寶庫》一書中，就介紹過冬蟲夏草的味道、性質、藥能以名稱。

十八世紀，著名的西藏醫者瑪·旦增平措，蒐集了很多藥物標本，編著成《晶珠本草》，其中西藏產的藥物共有兩千多種，對冬蟲夏草的形狀、性味、效能等，有非常詳細的叙述。

一七二六年，派遣到中國的法國天主教徒，在市場購得冬蟲夏草送回巴黎，Reaumur 立刻將其介紹給科學研究會，翌年一七二七年發表小論文，開始對這個珍奇的菌類進行生物學的研究。

一七二八年起輸入日本。

在《聊需志化外集》一書中有以下的叙述。

「冬蟲夏草名符實，變化生成一氣通，一物竟能兼動植，世間物理信盡窮。」

這本書係描述冬蟲夏草的形狀。也就是說冬蟲夏草既像動物一樣，又像植物一般，冬天棲息在土中，身體活動，宛如老蠶一般，有毛。到了夏天，毛長出地面成爲草。根據古代著名的中醫藥學專家趙學敏的解說，因爲能夠感受陰陽之氣而生，故非常的珍貴。

冬蟲夏草需要特殊的生態環境

冬蟲夏草生長在氣候富於變化且人跡罕至的中國高原，在西藏、青海、雲南、貴州、四川省等地生產，其中以西藏產的最爲優良。

冬蟲夏草爲子養菌類、麥角菌科（clavicipitaceae）的冬蟲夏草菌（Cordyceps sinensis「BERK」SACC.）所產生的子實體（子座）及寄生於子座的昆蟲。C.sinensis 在冬季會寄生於鱗翅目或鞘翅目昆蟲類的幼蟲或寄生於蝙蝠蛾科（Hepialidae）的 Hepialus armoricanus OBER.，在其體內形成菌核，而夏季則由頭部產生棍棒狀的子實體。

由於依然保持蟲體的皮殼，因此一般人相信冬天會脫皮再成爲蟲，因而有冬蟲夏草之名。但我認爲應該命名爲冬蟲夏草菌或蟲生菌較好。

總之，中國西藏地區廣大，自然條件非常複雜且富於變化，植生的種類非常的多，在如此好的環境中，生物的種類也非常豐富。

冬蟲夏草是珍貴的漢方藥，此外，也是非常特殊生物的一種。生產冬蟲夏草的地區是在海拔五千公尺以上，終年冰雪覆蓋，積雪最深處達到三十公分以上，對於冬蟲夏草的生存而言，最非常有利的條件。

但是，有史以來，由於人口的增加及人爲活動的激烈，使得生態環境產生了很多的變化，必須依賴某種特定生存環境才能依存的冬蟲夏草資源，很明顯的退化了。冬蟲夏草的蟲體縮小，生產量也逐年減少。而成反比的則是冬蟲夏草的臨床藥用獲得認可，且發覺對於癌細胞具有抑制作用，因此，冬蟲夏草空前受人歡迎。

結果，冬蟲夏草的價格上升，市場上卻供不應求。其中西藏所產的冬蟲夏草，因地域廣大，成長環境良好，因而更是珍貴。

到目前爲止，關於冬蟲夏草與冬蟲夏草菌絲體的生物學特性，已經進行多方面的研究，並獲得很好的成績。但是關於蝙蝠蛾的飼養及菌在蟲體內寄生實驗，並沒有成功的報告出現。這是因爲蝙蝠蛾在鱗翅目當中屬於最原始的昆蟲，其生存所需要的生育環境及條件非常的嚴苛，適合生長於高寒地區，耐寒力强，其幼蟲過冬期間要進行一連串生理學的調節，以適應環境因素的變化，因此這類的昆蟲不可能以人工的方式加以飼養。

冬蟲夏草為中藥的珍寶

冬蟲夏草（以下簡稱蟲草）性味甘平，進入肺與腎經養肺補腎，止氣喘，化痰，並具補虛損的效能。《本草從新》中記載：「冬蟲夏草補肺、腎；保肺、益腎、止血、化痰、止勞嗽。」而在《藥性考》中，則記載冬蟲夏草具有「秘精益氣，專一補命門」的效能。所以冬蟲夏草是很好的滋養劑，適用於男女老幼、四季皆宜，爲溫合的强壯劑，這也是現代中醫所公認的事實。

此外，「罹患狹心症者將此蟲草蒸後食用可獲治癒」。同時廣泛使用於虛勞、咳嗽、氣喘、咳血、腰膝倦怠、陽萎、遺精、病後虛弱、老人衰弱等症狀。對於慢性支氣管炎、肺結核、貧血、神經衰弱等也有某種程度的效果。筆者也仗用冬蟲夏草治療B型肝炎、肝硬化、慢性腎炎、心律不整、狹心症、癌症等疾病，得到很好的效果。另外，也有助於老人痴呆症的預防與治療。

蟲草可以煎煮服用或是製成粉末、錠劑、散劑來服用，亦可與其他的補益中藥一起服用。

在《本草綱目拾遺》中記載：「將數根冬蟲夏草浸泡在酒中飲用，具有益腎的效能。」根據筆者的經驗，病後身體虛弱、心悸亢進、失眠等，每天可以煎煮九公克冬蟲夏草服用。如果是虛勞、咳嗽、咳血及肺結核、支氣管炎，則與沙參、麥冬、川貝母、杏仁等組合使用。盜汗則可與百合、熟地黃一起使用。

此外，民間經常用水煮三十公克的蟲草，分四次在二日內服用，具有很好的滋養效果，能夠治療諸虛百損，只要服用三～五帖，就能獲得滿意的效能。

蟲草浸泡在酒中飲用，或者與雞、鴨、肉一起煮來吃，都是很好的傳統滋養方法。具體的作法是將老鴨（雌雄皆可）一隻去除内臟，切掉鴨頭，放入蟲草，用線綁住，然後加入調味料煮來吃。這是中國民間著名的「蟲草鴨」。其性大補，適用於糖尿病、病後體虛、貧血、盜汗、肺結核等的患者。

在明朝的《本草綱目》中，也記載蟲草和公雞一起煮來吃，可以當成治療肺氣腫、氣骨炎、氣喘的良方劑。取十五公克蟲草和肉（牛、羊、豬肉）一起煮來吃，能治療貧血、陽萎、遺精等。此外，蟲草與狗肉一起煮，不僅美味且有助於治療性能力的減退及陽萎等。

冬季取十五公克蟲草與核桃、枸杞子、黑胡麻及少量的砂糖一起放入水中蒸，一日一回持續服用一週，停止一週後再吃，不會感冒，且能增强對抗疾病的抵抗力而不容易罹患疾病。

蟲草也是餐桌上的美味料理。在中國有以蟲草料理爲招牌菜的著名料理店。而「蟲草雞」「蟲草鴨」更是名揚天下。不僅美味，而且能保持健康，治療疾病。的確具有「一石二鳥的功效」。

天然蟲草價格昂貴，產量有限，很難獲得，但市場的需要卻逐年增加，因此現在已經研究利用蟲草菌發酵的物質代替天然蟲草。在中國，也利用人工的冬蟲夏草菌絲體做成膠囊在臨床上使用。但是，尋求天然蟲草的呼聲仍然非常的高。

近代關於蟲草的研究

近代的研究中，證明蟲草具有優秀的保健與治療的效能，爲了能夠更廣泛的加以使用而進行基礎研究。

蟲草類含有豐富的科學成分，除了cordycepic acid之外，還有十八種氨基酸，其中含有人體所需要的八種必須氨基酸與十五種微量的元素，而含有量較多的則包括鈣、鉻、鎳、鐵、鋅、錳以及cordycepin、腺苷、腺嘌呤、尿嘧啶、菌糖、麥角甾醇、生物鹼、維他命B_{12}等。

●對中樞神經的作用

蟲草及人工的冬蟲夏草菌絲體（以下簡稱蟲草菌）具有鎮靜作用。將煎煮劑（五公克／體重公斤）注射於腹腔內，能夠明顯的抑制老鼠自發性活動，並能延長受到巴比妥鈉影響的老鼠睡眠期間。此外，蟲草的乙醇浸出物亦能減輕因尼古丁所造成老鼠的痙攣，並降低死亡率。

●對免疫系統的作用

蟲草和蟲草菌的浸水劑能增加脾臟的重量，抵抗因潑尼松或環磷酰胺造成脾臟重量減輕的狀況，對於因α放射線的照射而造成脾臟重量減輕的情形，具有某種程度的保護作用。而乙醇浸出液，不僅能增加脾臟的重量，同時也能提升脾臟的DNA、RNA及蛋白質的含有量。

根據形態學上的研究，利用冬蟲夏草浸水劑增加老鼠脾臟的巨噬細胞，經觀察成形的巨噬細胞構造發現，能夠促進脾臟DNA合成，增加核酸及蛋白質含有量，並促使脾臟細胞的增殖。雖然使得脾臟重量增加的有效成分，目前不明，但是，卻被認爲可能包含在冬蟲夏草的子座中。

當蟲草多糖的脾臟血流量增加時，則可以抵抗因潑尼松或環磷酰胺所造成的脾臟萎縮現象。

將蟲草及蟲草菌的水浸出物注射到肌肉，能增加脾臟的重量，同時脾臟的Kupffer細胞的食效能也能增强，增加腹腔的食細胞指數，抵抗因可的松所造成腹腔巨噬細胞食效能下降的現象。

根據免疫藥理研究結果，蟲草及蟲草菌對於免疫系統諸環節都會造成影響。毒性極低，對於骨髓及脾臟之造血機能不會造成影響，也不具有淋巴球毒性，可說是極具希望的免疫調節劑。

●抗癌作用

蟲草的乙醇浸出物注射於腹腔內時，能延長埃利斯腹水癌老鼠的生存期間。

這項水浸出物及乙醇浸出物，能夠抑制老鼠的肉瘤（180）、老鼠的肺癌（Lewis）、老鼠乳腺癌（MA737）等腫瘤的生長。不論內服或注射於腹腔都有效。這個乙醇浸出物，對於胃的扁平上皮增殖，也具有治療作用，能使癌化率下降。老鼠肺腫瘤細胞的克隆細胞的形成也會受到抑制。

蟲草及蟲草菌的水浸出物，對於老鼠皮下的種植性肺腫瘤的原發病巢生長與自發性肺部的轉移病巢，都具有抑制作用。老鼠的S180腫瘤的生長。也會受到抑制。此外，也能提昇環磷酰胺的抗腫瘤作用。蟲草的水浸出物也能夠增強抗癌作用。

cordycepin 對於人的鼻咽頭癌細胞（KB Cell）具有抑制作用，能夠強力抑制老鼠腫瘤細胞系統（L5178Y細胞）的增殖。

●心臟血管疾病的好藥

蟲草的浸水劑能夠使青蛙的心臟及其摘出心臟的心跳數緩和。同時蟲草及蟲草的水浸出液，能使兔子及天竺鼠的摘出心臟心跳數緩和，並使其心拍出量及冠狀血流量增加。

將蟲草及蟲草菌的浸水劑、蟲草菌的發菌液及乙醇浸出劑各自注射於腹腔內，結果卻能夠延長去甲腎上腺素注射後（心肌酵素消耗量增加）的老鼠常壓無氧症的生存期向。將蟲草乙醇浸出劑（〇・四五二公克/體重公斤）進行靜脈注射時，麻醉犬的冠狀血流量增加，而冠狀血流抵抗下降。將蟲草菌發酵液（〇·一五公克／體重公斤）進行靜脈注射，能夠抵抗兔子心肌虛血及心電圖的ST部的上舉及T波的變化。

蟲草菌對於因甲狀腺素及去甲腎上腺素所引起的老鼠壓力性心肌梗塞，具有一定的保護作用。而蟲草菌進行靜脈注射或內服，能延長因烏頭碱而誘出的心律不整的潛伏期，縮短心律不整的持續期間，減輕心律不整的嚴重度。

蟲草菌的乙醇浸出劑以靜脈注射於麻醉犬體內時，發現顯著的血壓下降現象，同時腦血管及後肢血管的阻力也下降，而這個血管的擴張作用會使M膽碱作動性接收體興奮。另外，蟲草能促進造血千細胞骨髓（CFUIS）、紅血球系前紅芽球（CFUIE、BFUIE）、骨髓芽球、單核芽球（CFUIGM）、骨髓纖維芽細胞（CFUIF）的增殖，及減輕造血機能的障礙。

●呼吸系統的作用

蟲草及蟲草菌的浸水劑，對於天竺鼠的支氣管的灌流及摘出支氣管具有顯著的擴張作用，同時能增強腎上腺素的作用，另外也有去痰及抗氣喘的作用。

●能量與代謝的影響

蟲草的浸水劑能促進老鼠紅血球解糖經路，生成ATP，提高肝細胞的負荷值，使得肌肉細胞形質的肌酸磷激酶的活性化，並使磷酸肌酸附著於ADP而生成ATP。如果內服蟲草或蟲草的浸水劑時，則雄鼠的空腹血糖值會升高，但對於雌鼠及無斷食老鼠的血糖值不會影響。

經口投與蟲草粉末，能使血清膽固醇下降。若以蟲草的乙醇浸出液進行皮下注射時，高脂血症老鼠的血清膽固醇與三酸甘油酯都會下降。

●性能力的強壯作用

蟲草就好像雄激素一般，具有抵抗雌激素的作用，能調節及恢復性機能障礙。將蟲草及蟲草的浸水劑給予去勢的年輕雄鼠，結果性囊的重量增加了。

其他的作用

【耐無氧作用】將蟲草及蟲草的浸水劑（二·五公克/體重公斤）注射於腹腔內，能延長常壓無氧症的生存期間。此外，對於低壓無氧症及氰酸鉀或亞硝酸鈉的中毒性無氧症的動物，也能顯著延長其生存期間。

【抗老化作用】蟲草及蟲草菌（三公克/體重公斤）能提升老鼠肝組織中的（SOD）含有量，並抑制過氧化脂質的形成。而蟲草菌能抑制老鼠大腦的單胺氧化酶的作用。

【抗發炎作用】蟲草的浸水劑（五公斤/體重公斤）注射於腹腔內，能抵抗因福馬林及蛋白質所造成的老鼠腳膨脹的現象，其效果與可的松相同。

對於因二甲苯及巴豆油所引起的老鼠耳部發炎症狀，具有顯著的保護作用。也能抑制因綿球所造成實驗性肉芽瘤的增生。

【腎不全的治療作用】蟲草的浸水劑對於因慶大黴素及卡那黴素所引起的

老鼠急性腎不全，具有明顯的保護作用，減輕老鼠急性尿細管障礙，使腎不全疾病老鼠的腎功能迅速恢復。

其構造是因能減輕尿細管細胞的溶酶體障礙，保全細胞膜的Na±K+ATP酵素，以及促進尿細管上皮細胞的DNA與RNA的合成而造成的。

【細菌的抑制作用】根據invitro的實驗結果，冬蟲夏草的蟲草酸對於葡萄球菌、鏈球菌、馬鼻疽菌、炭疽菌、結核菌及真菌具有抑制作用。

●沒有毒性及副作用

蟲草的浸水劑對於老鼠的腹腔及皮下注射LD_{50}各自爲二七·八公克/體重公斤與三八·○公克/體重公斤，以蟲草菌的水抽出物十公克/體重公斤的方式，持續讓兔子內服三個月，結果發現末梢的血管像、肝功能、腎功能及其他重要臟器都沒有毒性，也沒有催畸形性。

蟲草及蟲草菌的內服容許量爲四五公克/體重公斤以上。由此可知，冬蟲夏草爲藥能優秀安全的珍貴漢方藥。

第　1　章

什麼是「夢幻秘藥」冬蟲夏草？

巨人隊成為日本第一是冬蟲夏草之賜嗎？

一九九四年的日本職棒大賽，巨人隊出乎衆人意料之外的獲得勝利，可說是長嶋電腦的「神奇勝利」，而在運動報紙（東京中日運動報）的報導方面，在迎向賽季第三戰的紙面（十月二十五日）上，以整篇的篇幅來報導神奇的內容。

標題是「服用秘藥而成爲日本第一的長嶋」。

茲爲各位介紹一下報導的內容——。

二十四日的下午，成爲巨人隊宿舍的飯店大廳，捕手村田真一正和數名男性在那歡談時，大久保、桑田出現了。

這時村田拿著大保特瓶離席，大久保看到綠色液體時，「啊！太棒了」臉上露出了喜悅的表情。一般人都認爲只不過是拿著一瓶綠茶，有什麼好高興的呢？而大久保卻說：「這是冬蟲夏草呢！」

事實上長嶋監督大量購買這個「秘藥」，是從賽季第一戰開始。在比賽前，即放置在

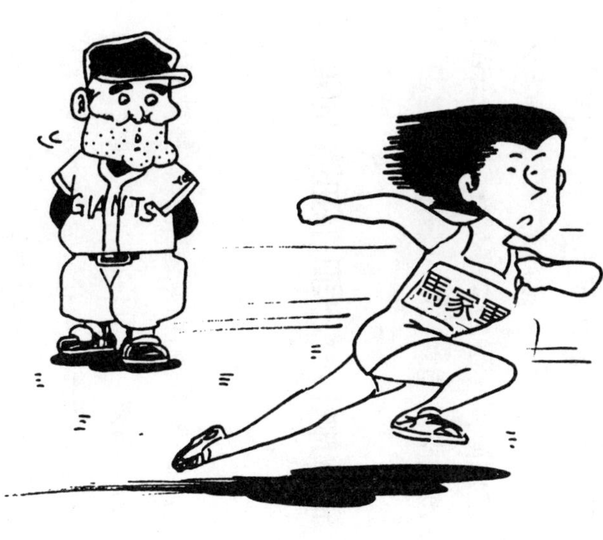

東京巨蛋棒球場一壘側的選手休息室，讓選手們飲用。結果一下子就被搶光了。村田等人提出「還想要」的個人要求，而這一天再度得到冬蟲夏草。

去年在陸上世界選手大賽中，如彗星般出現霎時席捲陸上中長距離界的馬家軍，其力量的原動力，就是超乎想像練習量以及利用「馬－1」的漢方藥。

長嶋監督當然也會注意到這一點。自就任以來，即引入了蜂膠、銀河水、檜木枕……等，只要是對選手有益的「健康食品」，就會不惜花費鉅資去購買。

這個「馬－1」，以前是個人服用的。在與西武隊決戰之前，很有自信的「公認」

這個東西的好處。而根據巨人關係者的說明，味道有點酸酸甜甜的，而且「喝了之後會產生元氣」。於是利用這個具有中國四〇〇〇年歷史由馬家軍獨自研究出來的「神奇力量」，讓巨人隊面臨今日二十五日的第三戰……。

——這就是大致的內容。報導中還說明以長嶋監督爲主的巨人隊，飲用自馬家軍的馬俊仁教練飲食法所製造出來的冬蟲夏草、鱉、高麗人參萃取劑配合的清涼飲料「馬—1」。

選手飲用「馬—1」是誤解

閱讀這篇報導之後，我們這些研究會認爲這是誤報。因爲在報導開頭中出現的村田真一捕手在飯店大廳所見到的，就是我們。大久保選手所拿的保特瓶裝的真正的冬蟲夏草煎煮水，是我們送給他的。

因此，村田選手等人絕對不可能飲用「馬—1」的清涼飲料。

於是立刻告訴東京中日運動報，到第二天二十六日時，又刊載了以下的內容，爲各位介紹一下大意。

昨日二十五日本報報導巨人隊飲用以冬蟲夏草萃取劑爲基礎的飲料。

萩原教練在二十五日也承認，「球隊利用獨特的調和法飲用冬蟲夏草」，將加入維他命B_{12}的冬蟲夏草萃取劑（非賣品）提供給選手。

但是，這位教練並不是飲用本報所報導的「馬—1」。

飲料中的確是含有冬蟲夏草萃取劑，不過是由日本理科（東京、澀谷區）所送來的「理科蟲草王」。

此外，販賣未加工「冬蟲夏草」的廣州貿易（東京、港區），也爲了消除合宿中巨人隊的疲勞，而煎煮冬蟲夏草飲料讓他們服用……。

文中所指的廣州貿易，就是我們這些人的所在地。

而文中所說的未加工的冬蟲夏草，現在，在日本也只有我們這家公司有販賣。

總之，看了這篇報導之後，讓人强烈感受到冬蟲夏草在日本遭到强烈的誤解。

急速增強的「馬家軍」秘密

話題再回到冬蟲夏草身上。

冬蟲夏草正如這篇報導所說的，在九三年八月，於德國司徒加所召開的陸上世界選手大賽中由於「馬家軍」的神奇表現，使得日本的大家媒體對於冬蟲夏草爭相報導。

一千五百公尺中奪得金牌，三千公尺奪得金、銀、銅牌，一萬公尺奪得金、銀牌。馬俊仁教練所率領的「馬家軍」女子選手們，具有驚人的速度和力量，給予全世界陸上競賽的關係者及競賽迷帶來强烈的震憾，因爲過去她們是默默無聞的小卒。

同時也開始傳出力量急速增强的「馬家軍」之秘密。

自班强生和昔日東德選手以來，大家都開始懷疑禁藥的力量了。

儘管懷疑之聲高漲，但「馬家軍」的王牌王軍霞，在這一年的九月，於中國全國運動會中，卻刷新了一萬公尺的世界新紀錄。在通常力量會逐漸減退的後半段賽程中，卻以驚人的速度跑完全程，使得「馬家軍」再次備受注目。連日本陸上競技關係者都到中國大陸去訪問，並會見馬教練，詢問其力量強大的秘密。

結果是——。

中國和以前的俄羅斯、東德等共產集團國家一樣，聚集來自全國各地具有優秀運動能力的孩子們，徹底施以英才教育。在非常殘酷與繁重的嚴格訓練當中，能夠生存的人，就能夠取得代表國家出外比賽的地位。如果在奧運會或是世界選手大賽中能夠獲得優勝，就能夠成爲「英雄」，並保證退休後的生活。

事實上，中國的這一套系統並不稀罕，即使是非共產國家，像韓國，也會採取同樣的訓練系統，以及保證退休後的生活。

終於公開發表「特製飲料」的內容

問題在於「馬家軍」所進行的訓練內容。根據日本陸上競賽關係者的報告，時間不斷加長以及長期間合宿徹底的集中練習，爲其秘密所在。但是，必須要有強健的體力才能夠接受嚴格的練習，這卻是一般的常識。

昔日在日本經常說：「耐心可以獲勝。」但這種精神主義，仍有一定的界限。只要看過屬於「馬家軍」女子選手的身體，相信各位就可以瞭解到，她們看起來好像男生一般，全身没有無用的贅肉，都是完美的肌肉。事實上，要持續激烈的訓練，這個肉體的創造是不可或缺的。相信接受過嚴格訓練的人，都能夠瞭解這一點。而日本的陸上競賽關係者，似乎也就這一點詢問馬教練。

不僅是日本的陸上競賽關係者，甚至連世界上的陸上競賽關係者都注意到這一點，起初，馬教練顧左右而言他，並不願吐露創造體力的秘密。但是，漸漸的瞭解到他會叫一些特定的選手到家中，給他們一些特別的飲食，而其中包括以漢方爲主體的「特製飲料」及「特製湯」……。

因爲没有公開發表，所以大家都認爲是「藥物」。馬教練也對這些懷疑感到很厭煩，終於公開發表這個「特製飲料」的内容。原來其内容就是煎煮冬蟲夏草。

當然，在中國、台灣、香港等漢方國家的人，都知道冬蟲夏草是什麼。而日本也不例外。非漢方國的人，除了少部分專家外，根本就不知道「冬蟲夏草」到底爲何物。

之後，以日本爲主，開始進行冬蟲夏草的研究。但是，馬教練後來除了在他專們的陸上競技方面有好的表現之外，同時也開始做起生意。例如，開頭所介紹的「馬—1」等與此類似的清涼飲料，也開始推出，並且非常的暢銷。而這個「馬商法」也開始建立。關於這個「冬蟲夏草幸運商法」，將在第4章中爲各位詳細報告。

總之，自馬教練發言以來，冬蟲夏草旋風席捲了整個日本。事實勝於雄辯，有「馬家軍」的證人存在，就能夠證明冬蟲夏草的力量。

在白土三平作品中登場的冬蟲夏草

四十～五十多歲熱心的漫畫迷，當聽到冬蟲夏草，就會想起漫畫家白土三平。白土三平所繪的漫畫，極富於故事性。正確的說，他所描述的作品會產生故事性的思想。

三十年前，還是大學生的白土三平，學習共產主義的支柱「唯物史觀」。

白土三平的作品中有「冬蟲夏草」登場，那就是『冬蟲夏草卷』。

之中敘述一個少年爲了生病的母親而去尋找稱爲「不老不死之藥」的冬蟲夏草。冬蟲夏草是會生蟲的菌類。在途中遇到一位仙女，告訴他，如果是從蟬或蜘蛛等昆蟲中所生長出來的冬蟲夏草，並不能達到不老不死的效果，只有寄生於蟾蜍的菌類，才是不老不死的冬蟲夏草。

少年經過長途跋涉，遇到了許多的困難，終於發現了寄生於蟾蜍的冬蟲夏草。經採收後，卻在返回母親身邊的歸途上，不幸病倒而死。少年身體被雪覆蓋……。而菌則從少年身體長出來，成為冬蟲夏草。

這個故事當燃與關於冬蟲夏草的事實不同。事實上，從蟾蜍或人類屍體中，根本就無法長出冬蟲夏草。

但是，白土三平所描述的「冬蟲夏草像」中，也含有一些真實。冬蟲夏草在當時是皇帝不老不死的秘藥。在中國，四千年來備受珍重。而冬蟲夏草也是寄生在活的昆蟲體內，寄生在蟬或蜘蛛的體內，並沒有藥效。

中國自古流傳的夢幻秘藥

在各種情報不斷飛散中，我們來探索一下冬蟲夏草的本質。冬蟲夏草的名稱本身就很神秘。儘管科學發達，人類已經進入太空，但社會上仍然存在著很多現代科學所無法瞭解的神秘。

中國自古流傳的冬蟲夏草，就是其中之一。冬天是蟲，從春天到夏天而成爲菌類的冬蟲夏草，四千年來在中國的歷史上，被視爲夢幻秘藥而流傳後世。

現在，被確認存在的冬蟲夏草種類有二二六種。在日本就發現一百種。或許你會驚訝的認爲，有這麼多的種類嗎？事實上，這就是冬蟲夏草的特性。

冬蟲夏草是一種菌類，且其生長過程非常獨特。具體而言，稱爲冬蟲夏草菌的菌，寄生於活的昆蟲或蜘蛛體內，以宿主爲營養素來成長，即使在寄生的昆蟲等死亡時仍持續成長，最後成爲菌出現在地上。

但是要發現卻非常困難，因爲小到數毫米，大也只不過是十幾公分而已，如果不仔細注意的話，是很難發現到冬蟲夏草的。

冬蟲夏草寄生的昆蟲種類非常的多，爲各位介紹一下！

蜂、蟻、蜻蜓、蝶、蛾、蟬、浮塵子、介殼蟲、椿象螻蛄、蟑螂、蝙蝠、白蟻、虻蠅、蜘蛛等……。

冬蟲夏草菌會形成小的胞子在空中漂浮，然後隨處寄生。被寄生的昆蟲類之呼吸器官、消化器官、關節等柔軟的部分，會有胞子發芽侵入，在成長的同時，昆蟲類會死亡。

胞子成爲菌絲，以昆蟲類的蛋白質、脂肪組織、體液爲營養而成長，形成菌核。然後繼續成長，突破昆蟲類的口、胸等，而產生子實體（菌類）。菌類的顏色有紅、黃、紫、茶、綠、黑、白、橘色等。這就是冬蟲夏草出現在地上（有時在樹木或葉內也會發現）前的過程。

冬蟲夏草發生的自然環境，必須空氣清淨、空氣濃度高、光線不强不弱，最適合的地方就是高原地帶。

視為秘藥的冬蟲夏草只有一種

在此，最重要的一點，就是在冬蟲夏草當中，中國自古以來視爲秘藥的，只有寄生於蝙蝠蛾幼蟲的一種冬蟲夏草。

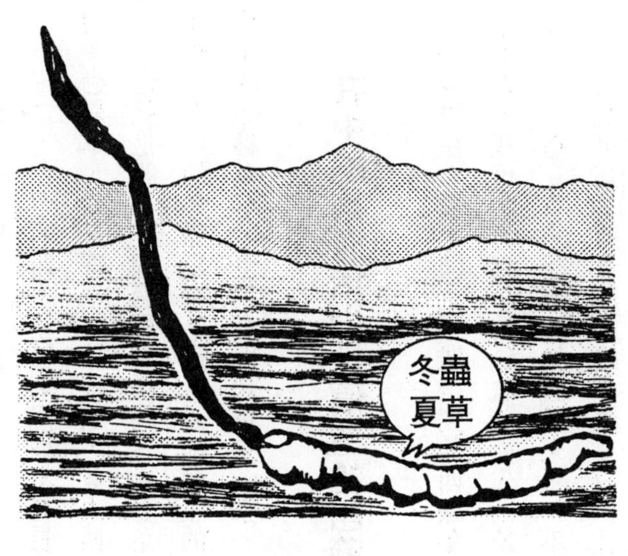

中國要使用冬蟲夏草當成漢方生藥時，只會使用這種寄生於蝙蝠蛾的冬蟲夏草。堪稱漢方療法冬蟲夏草研究者的第一人——中國中醫學副教授沈南榮所言：

「中國有六十種的冬蟲夏草，但其中具有藥用效果的只有一種，而且是只有生長在空氣稀薄，氣溫較低等非常嚴酷狀態下的西藏高原地區所產的冬蟲夏草。」

此外，在『中藥現代研究與臨床應用』的中醫學研究書中，對於藥用的冬蟲夏草有以下的定義。

冬蟲夏草，是指麥角菌科植物，冬蟲夏草菌的子實體與其宿主蝙蝠蛾科幼蟲屍體的複合體。冬蟲夏草子養菌的子實體由宿主的頭部伸出，長約四～十一公分……。

總之，在中國四千年以來視為不老長壽的皇帝秘藥，王宮料理「滿漢全席」中所使用的冬蟲夏草，就是寄生於蝙蝠蛾，並由西藏所產的冬蟲夏草。

也就是說，在超過兩百種的冬蟲夏草中，也只有西藏產的才是「真正的真品」。而現在國內上市的冬蟲夏草，是否是西藏產的冬蟲夏草呢？……。結論就是，能夠正規輸入西藏產的冬蟲夏草，也只有廣州貿易一家。稍後為各位詳細報告。

在中國具有稀少性價值的西藏產冬蟲夏草

據說在本場中國也很難得到的西藏冬蟲夏草，最近在中國報紙報導「致富之道」，介紹了人工栽培冬蟲夏草的作法。而先前所介紹的沈南榮副教授，在雜誌中則報告：「人工栽培的冬蟲夏草，就藥效的觀點來看，不能夠稱為冬蟲夏草。」

由此可知，西藏所產的冬蟲夏草，在中國具有稀少性價值，其中也包含了生產真正冬夏草蟲的西藏之特殊性。

有世界屋脊之稱的中國西南部大草原地帶的西藏，一九六五年九月，正成爲西藏自治區，直到現在。平均高度四千公尺以上，面積約一二二萬平方公尺，人口約兩百萬人。首都拉薩人口約有十八萬人。「拉薩」這句話，西藏語爲「Lha（神）」與「Sa（土地）」的意思，也就是神地。

由於現在的中國政治體制並不承認神的存在，因此包括印度後期密教流派在內所建立獨特佛教社會的西藏，可說是異端之地。於是運用包括軍事力在內的政治力量，將西藏畫分爲自治區。在初期，造成西藏各地的大混亂，而文革之後，中國改變了方針，在有條件的狀況下，承認西藏人民信仰的自由。

這似乎具有某些政治意味。總之，西藏目前仍保有與中國本土不同的風俗習慣；而中國政府仍然採取軟硬兼施的政策來治理西藏自治區。

因此，到了九三年爲止，依照自治區内的規定，禁止外國人自由旅行。如要到西藏旅行，一定要參加旅行社所主辦的團體旅行，或經由旅行社處理一切事務，並跟隨中國導遊一起行動。

在這種狀況下，邊境之地西藏含有大自然的魅力，對外國人而言的確是深具魅力。而這個未受社會文明染指的大自然及遺跡，只有遊牧民族才能夠享受到。

例如，首都拉薩這個人口十八萬，標高三六五〇公尺的城市，如果外國人不依照高度順化進入這個城市，由於空氣稀薄，僅是默默的坐著，在二、三天內也會感覺到呼吸困難。但只要渡過了這段困難的時光之後，所看到的，則到處都是蔚藍的青空，片片的白雲。

從基丘河對岸望去，大昭寺香煙裊繞，瀰漫在整個城市上，真的好像是距離神最近的城市。時光慢慢的流逝。陽光普照在這個城市裡，而越過喜馬拉雅山的衆神鎮座於此……。

要採取真正的冬蟲夏草很困難

話題再回到冬蟲夏草上。在這個神秘的秘境中，成長著真正的冬蟲夏草。西藏冬蟲夏草主產地，是在距離首都拉薩北方三二八公里，乘坐巴士需要花五小時三十分才能到達的大草原城市納丘周邊。

納丘別名「白色城鎮」，建築物大都爲白色，而且在街上，狗、羊比人更多。離開城市不遠，就可以看到大草原。

在日暮時分，站在大草原上，很多外國遊客都能夠感受到自然的悠久及莊嚴。

包括國人在內，很多外國人都很難到這個城市來訪問。只有一間外國人專用的飯店。

真正的冬蟲夏草，就是以這個城鎮爲據點而蒐集的。包括中國人在內，其他民族若要採集的話，必須由專門的嚮導或者是士兵帶領，否則不可能辦到。

也就是說，除了拉薩等一部分都市部之外，幾乎西藏全境的治安都很差，包括政治游擊隊在內，經常都會有强盜團體出沒。

對於西藏人而言，中國人（漢民族）也是外國人。外國人訪問都市的單獨行動會伴隨生命的危機出現。當然，採集冬蟲夏草也不例外。

因此，採集冬蟲夏草的中國人，也必須在士兵的帶領下，才能進入大草原內。

好不容易採集到冬蟲夏草帶回納丘，再由納丘運到拉薩，再由拉薩運到北京、上海等地。

也就是若要得到真正的冬蟲夏草，將是非常的辛苦。

況且從西藏所採集的冬蟲夏草量，一個人一天最多也只有十公克，一年大約5～7公噸，當然比在四川省、青海省所產的更少。

這也就是西藏所產的冬蟲夏草成爲貴重品的原因。由於主產地都已採集不易，在中國本土更是不敷所需。

因此，直到一九八四年五月爲止，在日本所見的西藏冬蟲夏草，仍然被視爲「夢幻藥」。

由外行人眼光來看，都知道西藏所產的冬蟲夏草比四川省或青海省所產的更大。

此外，在日本國內也可以採收到冬蟲夏草，較著名的有寄生於花蛹的「蛹菌」，寄生於蟬的「蟬菌」，寄生於蟻的「蟻菌」，但是這些與西藏產的相比，在藥效上頗令人懷疑。

到底具有何種藥效

那麽，到底西藏產的冬蟲夏草具有何種藥效呢?冬蟲夏草的研究最盛行的地方當然是中國。在中國實際進行冬蟲夏草研究，在臨床上具有權威的『中藥現代研究與臨床應用』書籍的説法是——。

首先就從臨床實驗的藥效作用開始。

●對中樞神經的作用——抑制自發性活動，使精神安定（精神安定鎮靜作用），抑制動物的體溫上升（解熱作用）。

●對免疫機能的作用——修復傷害的細胞等（免疫機能的增强）。

●抗癌作用。

●對心臟血管系統的作用——血壓的正常化等。

●對荷爾蒙的作用——對性機能減退具有强化及恢復的作用。

●抗老化作用——能防止老人痴呆症。

等等等等……。

在第二章中會爲各位詳細介紹。總之，冬蟲夏草的效能廣泛，在同書實際上也報告了利用冬蟲夏草進行臨床疾病治療的結果。

爲各位列舉病名如下——。

心臟病、高血壓症、肺病、B型肝炎、肝硬化、慢性腎炎、肺癌、肝癌、糖尿病、血小板減少症、血液病、鼻炎、耳鳴、……等等。

這些臨床例及資料在第二章中會爲各位詳細報告。

此外，不僅是中國的例子，也包括我們研究會的體驗在內，在第五章將爲各位介紹在日本體驗冬蟲夏草者的實例。

為什麼以往是隱藏的存在呢？

不過，不僅是冬蟲夏草，就是中國醫學（漢方）與西方醫學也不同。不可能產生遽效。概言之，西方醫學著重治療患部等表面部分，而漢方則是從免疫、體力等身體的根本來恢復健康。

漢方認爲，身體本身的滋養、強壯才是治療萬病之本，以此爲基本考量。縱然不能實現，但漢方的最終極目標，就是自古以來的「不老不死」。

漢方基於這種想法，因此與西方醫學相比，必須要很有耐心的治療，即效果會慢慢的出現。

這種藉著吃東西來治療的「醫食同源」的說法，也是來自漢方。因此，藥膳料理盛行。冬蟲夏草也是藥膳料理的主角之一。在明朝的「本草綱目」中，關於冬蟲夏草的項目有以下的叙述。

補肺、益腎、止喘、滋養强壯作用及擴張支氣管作用，可與川貝母、杏仁等一起用水煎煮飲用。病後或老人的虛弱，可利用雞肉或豬瘦肉一起煮成湯來喝並吃肉。另外也可以用來做藥膳……。

由此可知，冬蟲夏草在當時就已經是非常大衆化的藥草了。在日本的漢方研究者，也知道冬蟲夏草的名稱。但是現在要獲得真正的冬蟲夏草很困難，因此只好以比較容易得到的漢方生藥，也就是人參當作漢方的王牌。

當然，人參具有藥效，但是冬蟲夏草在中國則超越人參，成爲更高級的漢方生藥王牌，並廣爲人知。而現在真正的冬蟲夏草，終於可以在日本登場了。

尤其在使用上相當簡單，只要煎煮後就可以飲用冬蟲夏草了。

第 2 章

冬蟲夏草對哪些疾病有效

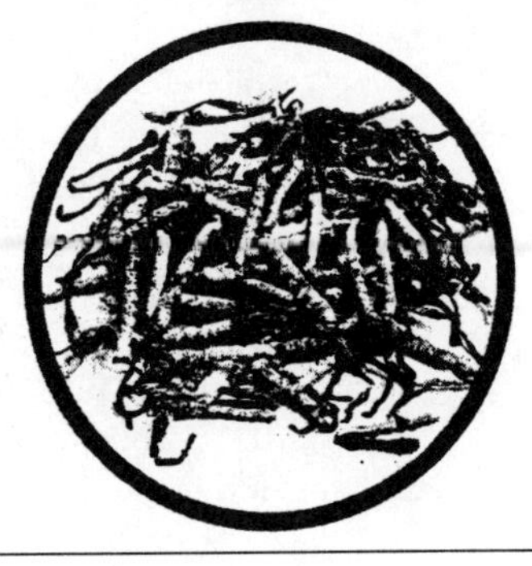

中國醫學的基本想法

冬蟲夏草從最大衆化的感冒，到有現代難病之稱的癌症及特異性疾病、愛滋病等都具療效（在中國認爲冬蟲夏草治「諸虛百損」）。如此說來，可能有些稍具醫學常識的人，會反駁這是不科學的說法。

其證明就是在藥物的作用，以感冒藥而言，雖具有退燒的效果，卻不具有能夠提升熱度的作用。也就是說，藥只具有某種一定的作用。

而這種反駁理論，是基於西方醫學常識而提出的。當然西方醫學並不是錯誤的，但也不是唯一絕對的。在不具西方醫學常識的世界中，又有東方醫學（中國稱爲中國醫學）的存在了。

這個東方醫學，近年來備受注目，已是衆所周知的事實。

東方醫學的關鍵，就在於其養生的思想。

西方醫學只是希望達到「遽效」的對症療法。而東方醫學則將著力點置於預防上。也就是不僅只治療身體的某部分，而是治療整個身體。

在東方醫學中，大衆所熟悉的「醫食同療」，就是由這個思想所表現出來的。西方醫學雖然也有食品學、營養學的範圍，但外行人則認爲這是與醫學完全不同的存在。東方醫學，尤其是在本場的中國，認爲醫與食是表裡一體的，藉著飲食生活，就可以治療疾病。

在中國，根據經驗知道這項事實。再加上西方醫學的知識，來解釋中國醫學的現狀。不論是「氣」也好、「漢方」也好，中國自古以來的智慧，對於西方醫學給予合理的剖析。

成為預防醫學王牌的素材

冬蟲夏草就是其中的一種。而冬蟲夏草如按照以往西方醫學常識，根本無法加以估計。例如，冬蟲夏草對感冒有效，而我們研究會的成員有自服用冬蟲夏草以來，沒有人感冒。

但是，如開頭例所介紹的，冬蟲夏草是否具有解熱效果呢？對於這個問題的回答，它不僅具有解熱作用，更具有體溫上升的加熱作用。

這就是含有冬蟲夏草的漢方生藥神奇之處。以往的藥學常識很難了解。看似矛盾的藥效作用會發揮出來，這是因爲冬蟲夏草具有强化免疫機能力量所致。

再以感冒爲例，爲各位探討一下。普通的感冒藥使用後能夠退燒，但是通常退燒之後，人的體力就會減退，這就意味著免疫機能減退。雖然這個人已經退燒，但卻無法恢復原本具有的普通體力，結果很難復原。

但是，冬蟲夏草不但會退燒，也能夠增强體力，能同時出現與以往常識完全相反的作用。

這是因爲冬蟲夏草具備提高免疫機能的力量所致。一旦免疫機能强化時，就不容易罹患疾病，即使罹患疾病，也能夠具有抵抗力而迅速復原。

現代的醫學常識，不斷的呼籲：罹患疾病之前加以預防的「預防醫學」的重要性。從這一點來看，冬蟲夏草非常適合。由今後的研究，相信一定能夠發現它具有成爲「預防醫學」王牌的特性。

為何能抑制氣喘

還有一例，就是實際罹患疾病時，冬蟲夏草的神奇藥效，爲各位介紹一下。在日本，以兒童爲主激增的氣喘，事實上是非常麻煩的疾病，我（高橋）也是其中的一人（參照第3章），對於擁有氣喘兒的父母來說，看到孩子發作的痛苦模樣，而自己卻束手無策時，內心真的有如刀割般的痛苦。

在那兒拚命的喘著，感覺呼吸就快要停止一般，使父母夜晚也無法成眠。爲了暫時抑制氣喘，只好服用具有抑制發作作用的藥物。

如此一來，發作現象抑制了。然而，只是抑制喘作而已，一旦環境改變，或出現一些精神狀態的變化時，又會產生發作現象。

每一次都要服藥，而藥物的作用相當激烈。兒童因爲服藥而大量消耗體力。詢問醫生時，醫生也只能建議，最好不要服用過於强力的藥物。

有的父母會把孩子安置在一個空氣較好的環境中，或讓孩子學游泳，儘管如此，氣喘

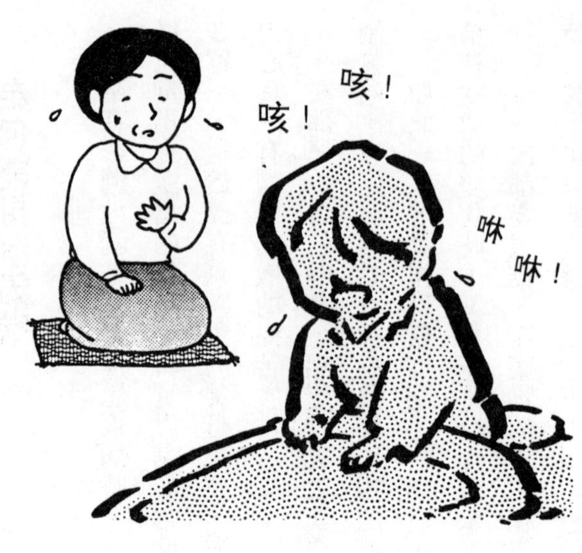

仍很難痊癒。

結果，就會重複出現藥物→體力減退→藥物的現象。本人覺得痛苦難當，父母也心痛如絞。兒童和老人都是如此，缺乏體力者，一旦罹患氣喘，就會形成嚴重的事態。

有時，因爲體力極端減退，而無法服用停止發作的强力藥物。

以我的情形爲例，讓孩子服用冬蟲夏草以後，終於逃離了「氣喘的悲劇」，在此也證明了冬蟲夏草的神奇效果。

也就是說，冬蟲夏草獨特的抑制發作作用，不但能夠保持體力，而且也有增强體力的作用。

太古時代傳下的「不老不死靈藥」

上海的洪教授已經做出詳細的報告。在此，依年代的順序，爲各位整理說明冬蟲夏草在本場中國是如何被發現，以及如何被視爲是珍貴品？同時，包括日本在內，在世界各地如何掀起冬蟲夏草的旋風？

在太古時代，中國就已經承認冬蟲夏草的價值。傳說「發現蟲變成菌類的人能夠得到幸福」，因此而被視爲是「不老不死的靈藥」吧！其證明就是從紀元前一世紀開始到紀元後兩百年內，在埋藏的王侯貴族的墳墓中，挖掘出類似冬蟲夏草的玉石。

但是，冬蟲夏草成爲漢方藥記錄下來的年代比較新。在一〇八二年醫學書『證類本草』中，介紹蟬草，這是最古老的敘述冬蟲夏草的文字。而冬蟲夏草名稱的記錄，則在一七五一年的『本草從新』中有如下的記載──。

「冬蟲夏草補肺、胃。甘、平，保肺、益腎、止息、化痰、止勞嗽。以四川嘉定府所產者最佳。冬在土中，夏時毛出土上……。」

換言之，在這時已經了解冬蟲夏草發生的構造。

後來，又由耶穌會的傳教士將其介紹到歐洲（一七二二年），法國的傳教士在科學研究會的集會中發表（一七二七年），著眼點也置於成爲生物的冬蟲夏草的神奇力量上。

為何在日本被視為珍品

日本方面，一七二八年，冬蟲夏草被船主帶到長崎。因甘藷而著名的青木昆陽在『昆陽漫錄補』（一七六八年）中加以記錄。後來，陸續出現有關冬蟲夏草的介紹。在日本於同一時期介紹的人參，被視爲漢方生藥的貴重品，而冬蟲夏草只被視爲普通的珍品而已。

這一點與中國的感覺似乎有所不同。在中國，冬蟲夏草被想爲「不出門外的秘藥」。只限於王侯貴族及一些富裕階級的人才能得到，對一般人而言，真的是「夢幻秘藥」。

只有幸運的人才能吃到高級藥膳料理中的冬蟲夏草。歷史上著名的秦始皇，不惜重金尋求冬蟲夏草，而楊貴妃也將其視爲恢復青春的秘藥來服用……。

總之，冬蟲夏草歷史悠久，而長時間以來，一直被蒙上一層神秘的面紗。同時，在一八六七年以後的中國，可以說是飽受戰亂之苦。

將近一世紀國家動亂，終於誕生了新中國，這是在第二次世界大戰以後。在這期間，冬蟲夏草的話題當然暫時被打住。而中國面臨國家危急存亡之秋，當然無暇去處理漢方或秘藥。然而，在新生中國出現的一九六〇年代以後，全世界開始注意到中國。

其中之一，就是中國醫學。這個中國醫學（漢方）中具有特徵的冬蟲夏草，近年來才備受注目。

記載於醫學報告中的許多藥效

有關冬蟲夏草的藥效，現在，我們就利用在中國醫學研究中最具權威的醫學報告『中藥現代研究與臨床應用』，為各位介紹一下冬蟲夏草的定義、藥效、臨床實驗的結果等。

關於冬蟲夏草，有如下的叙述。

【基原】為麥角菌科冬蟲夏草菌的子實體，及其寄生蝙蝠蛾科昆蟲等幼蟲屍體的複合體。

【原植物】冬蟲夏草子養菌的子實體，由宿主幼蟲的頭部伸出，為單生，具有如棍棒狀的細長形，長四～十一公分。營養體的柄部長三～八公分，直徑一·五～四毫米。上部爲子實體頭部，爲略微膨脹的圓柱形，長約一·五～四公分，褐色，除了前端的一部分以外，多數的被子器密生。被子器大部分被子實體蓋住，具前端因子實體突出表面，形成蛋型或橢圓型。被子器內，有很多細長線形的子養，一個子養內，各自放著八個有隔膜隔著的子養胞子。宿主爲昆蟲等的幼蟲，菌絲在冬季侵入地中的幼蟲體內，蟲體因充滿菌絲而死亡。夏季子實體伸出。分布在四川、雲南、貴州、青海、西藏、尼泊爾、喜馬拉雅山的高山帶，海拔三〇〇〇～四〇〇〇公尺的高原地帶。

【採集】夏至前後，雪未溶化前進入山內採集。在這個時期，子實體多半會露出於雪的表面，一旦太遲而等雪溶化之後，雜草茂密，就很難發現了，同時，地中的蟲體萎縮，不宜做爲藥用。

挖出的蟲體，殘留濕氣，去除外層的泥與皮膜，放在陽光下晒乾。同時，噴撒黃酒，使其柔軟，拉長之後，將7～8根用紅線綁成一束，再使其乾燥。

【成分】水分一〇·八四％，脂肪八·四〇％，粗蛋白質二五·三二％，粗纖維一八·五三％，碳水化合物二八·九〇％，灰質四·一〇％。脂肪方面，飽和脂肪酸佔一三％，不飽和脂肪酸爲八二・二〇％。另外，還含有金雞鈉酸的異性體蟲草酸，約七％。

蟲草酸能夠抑制鏈球菌、馬鼻疽菌、炭疽菌、豬出血性敗血症菌及葡萄球菌的成長。

【效能】精神安定鎮靜作用、解熱作用、增强免疫機能、增强心肺機能、促進新陳代謝、抗癌作用、防止痴呆。

【臨床例】在中國，已經用來治療性機能減退、心臟病、高血壓症、肺病、B型肝炎、肝硬化、慢性腎炎、糖尿病、肺癌、肝癌、血小板減少症、血液病、鼻炎、耳鳴等。

也會作用於中樞神經或免疫機能等

其次，按照臨床實驗的結果，爲各位說明已經分析出的藥效作用及實際的治療例。

「臨床實驗的藥效作用」如下。

●對中樞神經系統的作用

抑制自發性活動，安定精神。

抑制動物體溫的上昇。

臨床結果一覽表

病名	患者例	治療日數	總有效率（%）	備註
性機能減退	159	40日	64.10	經常飲用有效
心臟病（冠狀）	33	4週內	90.50	
心律不整	277	4週內	74.40	具有特效性
高血壓症	273	1～2個月	56.70～76.20	
肺病	30	1～3個月	80.00	
B型肝炎	33	3個月	78.56	强化免疫球
肝硬化	22	3個月	68.00	對於腹水患者有特效
惡性癌	30	2個月	93.00	强化細胞免疫機能
特應性疾病	38	2個月	89.60	
支氣管炎（氣喘）	41	3個月	94.20	
糖尿病	29	1～2個月	86.90	
風濕	31	2個月	82.00	
血小板減少症	30	1～2個月	83.30	
白血病	35	1～2個月	85.70	强化白細胞、血紅蛋白
鼻炎	43	1個月	93.00	
耳鳴	23	4週內	90.00	對急性患者也有效

●對免疫機能的作用

臟器的比重增加，細胞（單核巨噬細胞、B淋巴球、T淋巴球）的活性化，以及修復傷害的細胞，強化血液中的B淋巴系統。

●抗癌作用

對三種腫瘤（P388、HeP、S180）以及肝癌、肺癌，能夠有效的加以抑制。

●對心臟血管系統的作用

去除附著於血管內的不純物，使血壓恢復正常。

修復造血機能障礙，增加血小板。

强化心臟的收縮力，對於心律不整有效。

●對呼吸系統的作用

淨化氣管內，對於痰與氣喘有效。

●對新陳代謝的作用

使血糖值恢復正常值，防止因膽固醇所引起的動脈硬化。

●對荷爾蒙的作用

對於性機能的減退，具有強化恢復能力的作用。尤其對男性荷爾蒙有效。

●抗老化作用

增加肝臟內的ＳＯＤ量，使其活性化，加以強壯。

●消炎作用

殺菌機能比可的松（治療風濕與氣喘的特效藥的主要成分）更有效。

●強化腎機能的作用

強化腎臟傷害的恢復機能及腎臟的作用。

●抗微生物的作用

能夠抑制、殺菌，具有延命效果。

●毒作用與副作用

沒有內臟的毒作用或遺傳性的副作用等異常的變化。

●其化副作用

恢復強化腸、子宮與氣管。

對心律不整、高血壓症、惡性癌等有效

在治療例方面，以「臨床應用」爲各位介紹一下。

●性機能減退的治療

讓一五九名患者一日服用三次（一次的冬蟲夏草〇・九九公克），以二十天爲一周期，共治療二周期。治療結果是特效患者（完全恢復）二八・九〇％，有效患者（能夠進行性生活，但是性感不足者）三五・二〇％，無效患者三五・九〇％，總有效率達六四・一〇％。完全沒有毒性或副作用。治療周期增加時，效果越大。

●冠狀心臟病的治療

對於普通冠狀心臟病三十三名患者，以及心臟疼痛的二十一名患者，讓他們一日服用三次（一次的冬蟲夏草六公克），四週爲一周期，共治療一周期。普通冠狀心臟病的治療結果是，有效患者十四例、無變化患者（與治療前相比）十七例、無效者2名。心臟疼痛者的治療結果是，特效患者（疼痛消失，心電圖檢查結果良好者）十一例、有效患者（疼

痛減輕，心電圖檢查結果良好者）八例、無效患者二例。

●心律不整的的治療

①讓五十七名患者一日服用三次（一次的冬蟲夏草〇·五公克），二週爲一周期，治療一周期。治療結果是特效患者十七例、有效患者二十例、無效患者二十例，總有效率六四·九〇%。

②讓三十二名患者一日服用三次（新鮮冬蟲夏草的麥角菊科真菌），三週爲一周期，共治療一周期。治療結果是特效患者（症狀完全消失者）二十一例，有效率六五·六〇%。有效患者（症狀五%以上良好者）四例，有效率一二·五〇%。無效患者5例，總有效率七一·九〇%。

③對一八八名患者進行治療。治療結果是總有效率七四·四〇～七九·六三%。尤其對Ⅱ型AVB、頭昏眼花、頭痛患者具有特效性。

●高血壓症的治療

讓二七三名患者一日服用三次（一次含冬蟲夏草一公克），一～二個月爲一周期，治療一周期。治療結果是，膽固醇平均下降一七·五〇%（P〈0.001），有效率六一·二

○%。三酸甘油酯平均下降九·九三%(P〈0.05),有效率爲五六·七○%。高密度酯蛋白膽固醇上昇二七·一九%(P〈0.05),有效率爲七六·二○%。没有副作用等。

●肺病的治療

讓三十名急性患者與慢性患者一日服用二~三次(一次冬蟲夏草○·五~一·五公克),一~七個月爲1個期,進行一周期的治療。治療結果特效患者二十四例、有效患者五例、無效患者一例。整體而言,症狀與體調良好。接受X光檢查,結果良好。氧分壓上昇(P〈0.05),免疫球蛋白也没有變化。

●B型肝炎的治療

讓三十三名患者一日服用三次(一次冬蟲夏草一·二五公克),三個月爲一周期,進行一周期的治療。治療結果是肺臟機能的改善有效率爲七八·五六%。對於HBSAg也有效。患者的血液白蛋白上昇,γ_1球蛋白受到抑制。對於免疫球蛋白具有調節、强化的作用。

●肝硬化的治療

讓二十二名患者一日服用三次(一次冬蟲夏草二~三公克),三個月爲一周期,進行

冬蟲夏草中所含的有效成分

植物性蛋白質	强化血管。
維他命 K	强化血液的凝縮反應。
天門冬氨酸	强化血管。
硒	强化白血球抵抗力，增强免疫力。 目前正在研究是否可以成爲愛滋病的治療藥。
蟲草酸	抑制鏈球菌、馬鼻疽菌、碳疽菌、豬出血性敗血症菌及葡萄球菌的成長。
麥角甾醇富貴草鹹	認爲具有强力抑制癌進行的作用，目前正在研究中。

一周期治療。治療結果是整體體調與食慾良好。腹水患者十七例中有十二例症狀消失，五例緩和。血液白蛋白增高，γ_1球蛋白下降，免疫系統得到改善。此外，在肝臟效果與血清微量元素方面，未出現變化。

●慢性肝病的治療

讓二十八名西醫治療無效的患者，一日服用四·五～六·〇公克，平均進行二·六個月的治療。治療結果是整體細胞免疫機能强化，改善肝功能。

●惡性癌的治療

讓三十名患者一日服用三次（一次冬蟲夏草一·五公克），二個月爲一周期，進行一周期治療。治療結果是二十八例患者的臨床症狀良好。

●血小板減少症的治療

讓三十名患者服用冬蟲夏草，治療結果是有效率達八三・三〇%。

●血液病的治療

讓三十五名患者一日服用三次進行治療。結果是白血病患者十二例中，十一例白細胞增高爲三萬～十三萬／（mm^3），十例患者恢復正常。血紅蛋白減少患者十二例中，十例恢復正常。再障貧血患者六例，血小板、白細胞、血紅蛋白等全部恢復正常。

●過敏性鼻炎的治療

讓四十三名患者一日服用三次（一次冬蟲夏草一・八公克），四週爲一周期，進行一周期治療。治療結果是特效患者二十六例，有效患者十四例、無效患者三例。總有效率達九三・〇%。

●耳鳴的治療

讓二十三名患者一日服用三次（一次的冬蟲夏草爲六公克），一週爲一周期，連續治療四周期。治療結果是全例有效。尤其耳中的積液所造成的耳鳴與重聽患者都得到卓效。

對於急性耳鳴也有效。

現在已知冬蟲夏草的有效成分，如七十頁的表所示。

根據中國方面的研究，冬蟲夏草對於萬病都有效。

在日本醫學界的研究

既然證明藥效如此卓越，當然在日本也進行冬蟲夏草的研究。日本醫學界這幾年來在各大學或研究所進行冬蟲夏草的分析。根據我們成員調查的範圍，爲各位介紹一部分。

●抗腫瘤性冬蟲夏草抽出物，能夠增强腫瘤細胞靜止的作用——金澤醫大藥理。

●關於冬蟲夏草的抗腫瘤作用與有效成分——金澤醫大血清。

●關於漢藥冬蟲夏草的非特異增強免疫作用與有效成分——金澤醫大血清。

●脫毛性疾病的病體與治療——三得利基礎研，順天堂大。

●關於漢藥冬蟲夏草的擔癌宿主免疫能力影響——金澤醫大血清。

●關於冬蟲夏草的生理活性物質之研究——台糖。

●冬蟲夏草的膽固醇成分——高速液體色譜法分離與同定——富山醫藥大和漢藥研。

●冬蟲夏草生產的糖苷酶與糖轉移反應——京大木質科研等。

●來自冬蟲夏草免疫抑制物質ISP-I的細胞障礙性T細胞誘導的抑制作用——京大藥等。

由此可知，目前盛行冬蟲夏草的研究。我們既非醫生，也不是藥學專家，因此，對於這些研究的具體內容，無法了解。但是，如第五章爲各位介紹的，事實上，服用冬蟲夏草而病癒者，深知它的好處。

關於學問上的研究，只爲各位介紹到此。

對愛滋病的有效可能性

堪稱現在難病的，就是癌症與愛滋病。而冬蟲夏草對於這兩者有效，這是冬蟲夏草研究家之間的常識。

有現代「黑死病」之稱的可怕疾病，就是愛滋病（後天性免疫不全症候群）。關於其發生源，目前不了解的部分頗多。當愛滋病進行時，哪怕只是罹患一些小病，都可能成爲死亡的關鍵。

後天性免疫不全症候群，正如其名，完全沒有免疫力。因此，像感冒這種對一般而言不是什麼大不了的疾病，一旦愛滋病患者罹患感冒，因爲沒有抵抗力，體力減退，故可能併發其他的疾病而致死……。這是因爲愛滋病毒破壞人類原本具有的免疫力所致。

愛滋病最可怕的就是這一點。而地球上存在著無數的細菌與病毒。人類不論是健康或生病，在體內都存在著各種的細菌。

這就宛如羊入虎口一般。

健康人即使有雜菌侵入體內，也可以藉著身體所具備的免疫力加以抑制。但是，罹患愛滋病時，就喪失這種能力了。

目前，尚未發現、開發對愛滋病有效的治療藥。

可以想到的是，提昇免疫力，對抗愛滋病毒，加以制伏。

目前，冬蟲夏草的研究家們注意到冬蟲夏草中所含的「蟲草多糖」（冬蟲多糖體）。在美國的研究中，這個「冬蟲多糖」，具有增强免疫的作用。美國將其視爲是有希望成爲治療愛滋病的藥物，因而努力進行研究。

因為能提昇免疫力故對癌症也有效

冬蟲夏草對於另一種難病的癌症也有效。在中國及日本的醫學機構加以研究，進行實驗，了解這個事實。

佔國人死因第一位的是癌症。目前，已經沒有人對癌症加以說明。現在，在癌症的治療上，除了早期發現以外，無其他有效的手段。

不過，目前科學日新月異，逐漸了解癌症的真相。首先發現到每個人體內都具有癌遺傳因子。而且，這個癌遺傳因子經常在體內保持清醒的狀態……。

一旦清醒時，癌細胞會生存。但是否會使癌細胞增大、增殖，乃是否會罹患癌症的關鍵所在。

換言之，如果戰勝癌細胞，就不會罹患癌症，失敗的話，就會罹患癌症。

而在體內具備與癌細胞作戰的機能是否能夠充分發揮，則是與癌症作戰勝負的關鍵。

一般的醫學書，多半只介紹癌症發生及對其抵抗。根據這些書籍的説法，我們了解到，當癌細胞發生時，在體內的巨噬細胞這種阿米巴原蟲狀的細胞會開始活動。巨噬細胞除了對癌細胞以外，也具有捕食病原體或異物的免疫作用。

同時，巨噬細胞存在於身體大部分的組織中，與各種淋巴球同心協力，保護人體免於癌症的侵襲。也就是所謂的「癌防衛隊」。

這個「癌防衛隊」在充滿元氣時，就能夠抑制癌。但是因爲老化、過度疲勞、壓力或各種疾病，而使得「防衛隊」的力量減退時，就會輸給癌。這時，癌即會探出頭來，持續增殖。

因此，重點在於是否能夠增强這個「癌防衛隊」的力量，如果隨著年齡的增長，能夠維持這個力量，就能夠戰勝癌症。

早期發現也是癌對策的有效手段，但是，結果還是要服用藥物，採取一些醫學的措施。目前，這些措施卻伴隨著副作用出現。同時，當癌細胞的力量增强時，有轉移的可能性。

早期發現是改善之策，一開始預防癌，才是有效的方法。

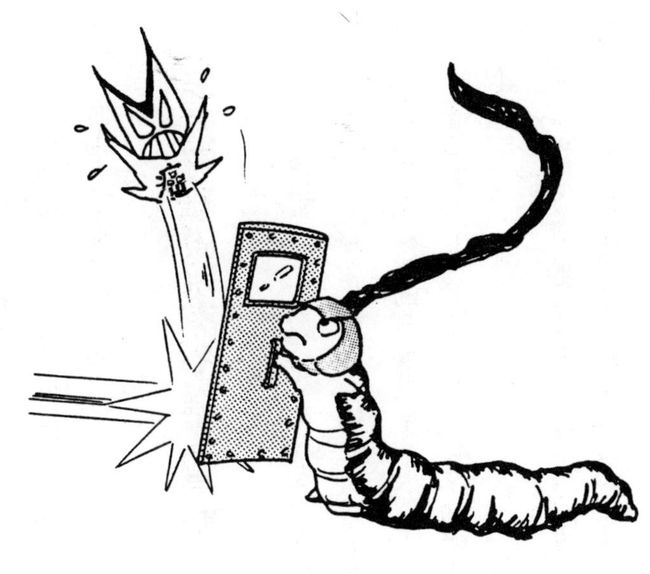

所以，要增强「癌防衛隊」的力量……。

敘述到此，相信各位都已經了解。但是，要如何做才能夠提昇力量呢？

這就是研究者和醫學家拚命努力的方向。

閱讀至此，各位已經知道冬蟲夏草對癌症有效。再三介紹的冬蟲夏草，具有增强體內免疫機能的作用。

「癌防衛隊」巨噬細胞，在體內也是免疫系統的重要細胞組織之一。服用冬蟲夏草，就能夠增强及維持巨噬細胞的力量。理論上，就能夠戰勝癌。

事實上，這個實驗，在中國、日本都得到好結果。而且，冬蟲夏草的特徵是，即使服用，也没有任何的副作用。

這是理所當然的事情。長年將冬蟲夏草當成藥膳來吃的歷史，非常的悠久。吃了不但無害，而且有營養强壯之效，當然不會有副作用。

老鼠實驗證明有冬蟲夏草的「魔力」

爲各位介紹一下冬蟲夏草在日本的實驗例，可以用來做爲癌對策。

一九九四年三月，在NHK也加以報導，亦即東北大學藥學部的近藤助教等研究群，讓老鼠服用日本栽培的冬蟲夏草萃取劑，進行抗癌效果的實驗。

一群老鼠利用人工方式使免疫力極端減弱，另一群則維持普通的狀態，連續三天服用冬蟲夏草。

結果，檢查成爲免疫力指標的脾臟大小，發現免疫力減弱的老鼠群，與服用冬蟲夏草前相比，力量提昇約二倍；普通老鼠群提昇三一・五倍。

與中國西藏產的冬蟲夏草相比，效果約其十分之一的日本產冬蟲夏草，就能夠得到這麼好的結果。

當然，以醫學的觀點而言，目前還在實驗階段，無法立刻證明冬蟲夏草是癌症的特效藥。但是，的確隱藏著這種可能性。

而且，有關冬蟲夏草的研究，目前才剛起步。如果在科學的範疇內大刀闊斧的進行研究，相信就更能了解冬蟲夏草的「魔力」了。

第　3　章

我認識冬蟲夏草的經過

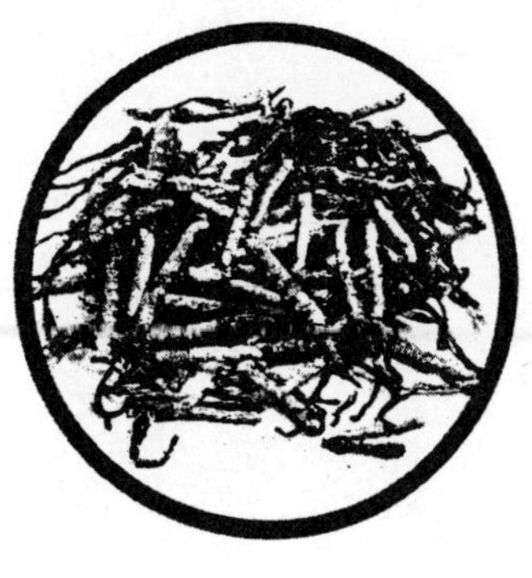

電台播出冬蟲夏草的話題

我和冬蟲夏草的相遇，乃是偶然的巧合。在一九九三年夏天，我（＝高橋、以下同）在車上聽電台的節目。那是上午十一點到下午一點爲止的節目，當時，有一集的節目特別報導馬家軍力量泉源冬蟲馬草到底爲何物。

我聽過馬家軍之名，當然，詳情不得而知。而節目主持人似乎也是如此，一邊播放節目，一邊說道：

「哎呀！這個字該怎麼唸呢？冬——蟲——夏——草……。總之，聆聽節目的聽衆，如果有誰知道其詳情，請告知，我在等著你的電話！」

說著這樣的話。

不久之後，就有人打電話到節目裡來。是一位四十九歲的公司經營者。他從十年前開始服用冬蟲夏草。很快的，這位經營者所叙述的有關冬蟲夏草詳細的話題於電台中播放。

我記得他是這麼說的：

「冬蟲夏草的效果很棒吔！開始服用時，我才三十九歲，年經尚輕，卻因精力減退而煩惱。老實說，不僅只是減退而已，幾乎是完全不行的狀態。因爲我們都是男人，所以我清楚的告訴你，我就是陽痿狀態。就算心裡想要，但是卻在重要的時刻無法勃起。身爲男人，當然了解這種痛苦。如果年過七十歲，還可以放棄。但是，我還不到四十歲，不想這麼早就捨棄人生的快樂。於是，中國的朋友送我冬蟲夏草。我孤注一擲，煎煮服用。持續服用三個月之後，不但症狀去除，而且非常有元氣……。坦白說，十年後的今天，拜冬蟲夏草之賜，我能夠享有快樂的性生活。」

這位經驗者所說的話，聽起來的確是很有元氣的樣子。

親身體驗「奇蹟的效能」

創造精力是件好事。我向來對稱爲「元氣之源」的藥物深感興趣。例如，山王精子丸、鱉、蝮蛇的萃取劑以及維他命E、卵磷脂等，我都曾經嘗試。服用之後，到底有沒有效果，老實說，我也不知道。只是感覺有效而已……。只要有新的「元氣之源」的藥物問世，我一定會購買。因為朋友要前往中國大陸旅行，於是，我就請他代為購買冬蟲夏草。

現在想想，朋友買回來的冬蟲夏草，真的是好東西。

服用三天後，重新恢復性能力，令我感到訝異。

以往服用過各種「元氣之源」的藥物，但是未曾出現這麼好的效果。經由我自己的體驗，我確信這是好東西。

到中國進行真正的研究

於是，我考慮到要真正的研究冬蟲夏草。我經營貿易公司，算是生意人，如果發現冬蟲夏草是對每個人都有效的東西，那麼，我想把冬蟲夏草引進日本。

我開始閱讀文獻，也到東京的漢方藥局洽詢，得知冬蟲夏草的確有效，而且，不僅在精力的提昇方面展現效果，對冬種疾病都有效。於是，我開始學習與西方醫學想法基礎不同的漢方。我並不是研究者，只是實踐派。

我想前往中國找尋冬蟲夏草，這是因為我閱讀文獻後，發現日本冬蟲夏草產量少，而且真正好東西的西藏產冬蟲夏草，在日本幾乎不存在。

在聽了電台節目二個月以後，我在十月前往上海。妻子的朋友嫁給中國人，這個中國人認識一位在上海處理冬蟲夏草的人，我與此人在上海見面，正好知道他在那裡經營冬蟲夏草工廠。

問他爲什麼需要工廠呢？他說爲了使外觀看起來美麗一些。原來是將冬蟲夏草乾燥以後，經過漂白，使外觀變美。利用二氧化硫（SO_2）來漂白。但是，這在日本卻會成爲一大問題。

使用SO_2的冬蟲夏草，日本厚生省是絕對不允許進口的，當我和厚生省（衛生署）交涉時，這個漂白所使用的SO_2成爲交涉的瓶頸。

厚生省表示，如果使用SO_2，則不允許冬蟲夏草進口。但是，事實上，漢方藥局卻銷售用SO_2漂白過的冬蟲夏草。當我這麼說時，厚生省的負責官員說，那是走私品。

也就是說，這全都是違法的，因此，只有少量的冬蟲夏草進入日本，並沒有得到正式的進口許可……。

如何得到西藏產的冬蟲夏草

於是，我詢問如果除去SO_2之後，是否能夠允許冬蟲夏草進口呢？而且一直等待這個問題的回答。

我花了很長的時間等待官方的回覆。終於允許正式進口了。於是要開始說服中國方面。首先，要詢問是否能夠作去除SO_2的冬蟲夏草。以我外行人的想法，當然認爲這並非難事。只要讓冬蟲夏草自然乾燥，不就得了。

技術的問題，我並不了解。在上海的工廠，不使用SO_2，亦即未經漂白也成功的使冬蟲夏草自然乾燥。將此事告訴厚生省之後，厚生省又表示要提出成分分析，於是，我又和中國方面連絡，送來了成分分析。可以說，厚生省所提出的條件，完全符合了。然而，現在中國方面卻又發生了問題。

到當地去之後，我才發現，的確真正的冬蟲夏草即使在上海也難以得到。找遍上海的

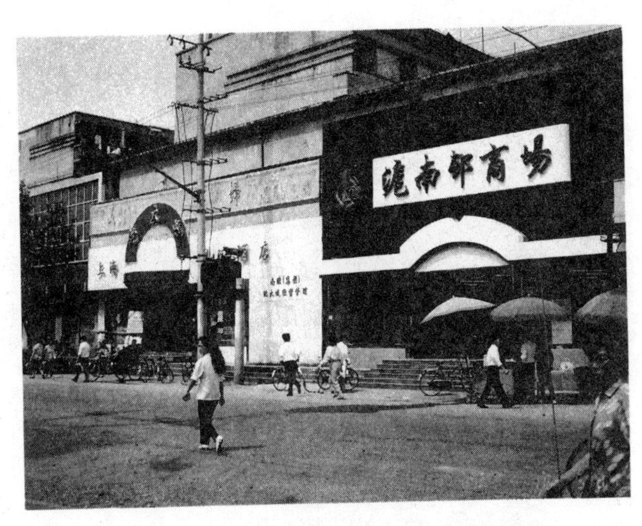

即使在上海，也很難買到真正的冬蟲夏草

藥局，幾乎不見真正的西藏產的冬蟲夏草。有的也只是四川省、雲南省產的而已。數度前往上海，詢問熟悉的藥局老闆和醫院的醫師們，發現西藏產的冬蟲夏草流通管道受到限制。

連上海都很難得到西藏的冬蟲夏草……。

根據文獻，寄生於蝙蝠蛾的西藏產冬蟲夏草，藥效最佳，這是一般醫生與大學教授的說法。而且，我很幸運，原來打算將冬蟲夏草輸入日本的這家工廠，擁有這種西藏產冬蟲夏草的管道。在上海，除了這一家工廠之外，有超過十家處理冬蟲夏草的工廠，但是都不是處理西藏產的冬蟲夏草。

在我還不知道詳情時，認爲只要多加努力，就能夠偷偷得到西藏產的冬蟲夏草，根本不是什麼難事。不過，了解詳情之後，我才知道要得到西藏產的冬蟲夏草，實在是相當的不易。

圍繞西藏的複雜事情

拉薩是西藏自治區的首都。位在比富士山更高的地方，到了夏天，一天會出現四季的變化，寒暖的差距極大。不習慣的外國人，能夠在此感受到自然之恩惠，但是，這也是在生活上氣候較爲嚴苛的土地。冬蟲夏草聚集在拉薩。事實上，採集地是在乘車要花十五小時，於拉薩北方的納丘周圍。從那兒採集到的冬蟲夏草，被運送到拉薩，然後再運到上海、北京等地。要到拉薩，甚至連國人只要取得中國的護照就能夠進入。但是，再往前行可就不易了。

中國政府和西藏自治區之間的關係緊張。甚至包括拉薩都市部在內，除非得到中國政府的同意，否則無法進入。

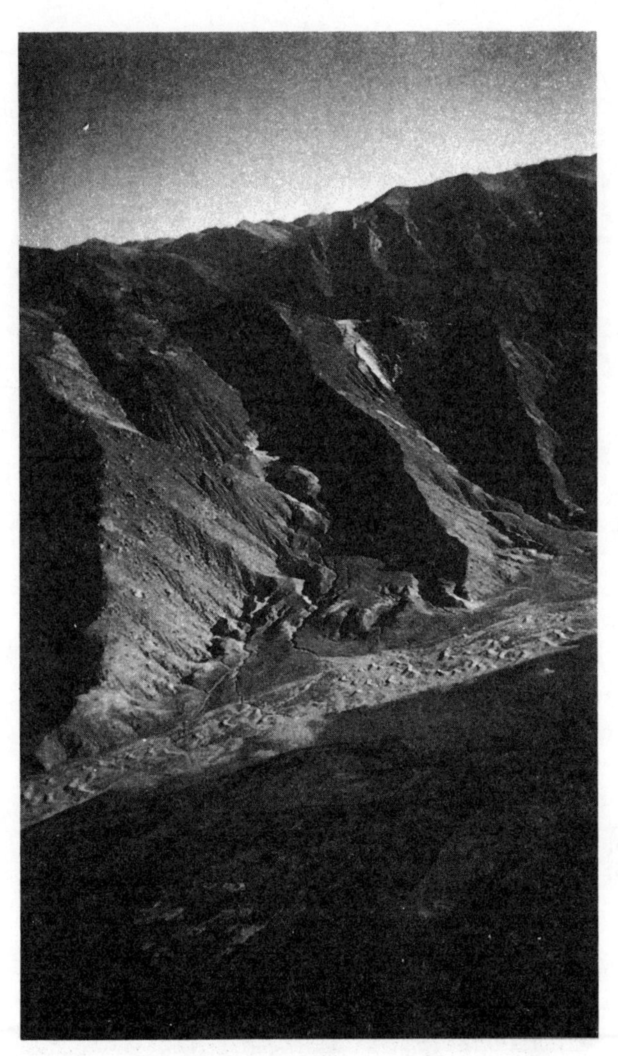

西藏的自然環境十分嚴苛

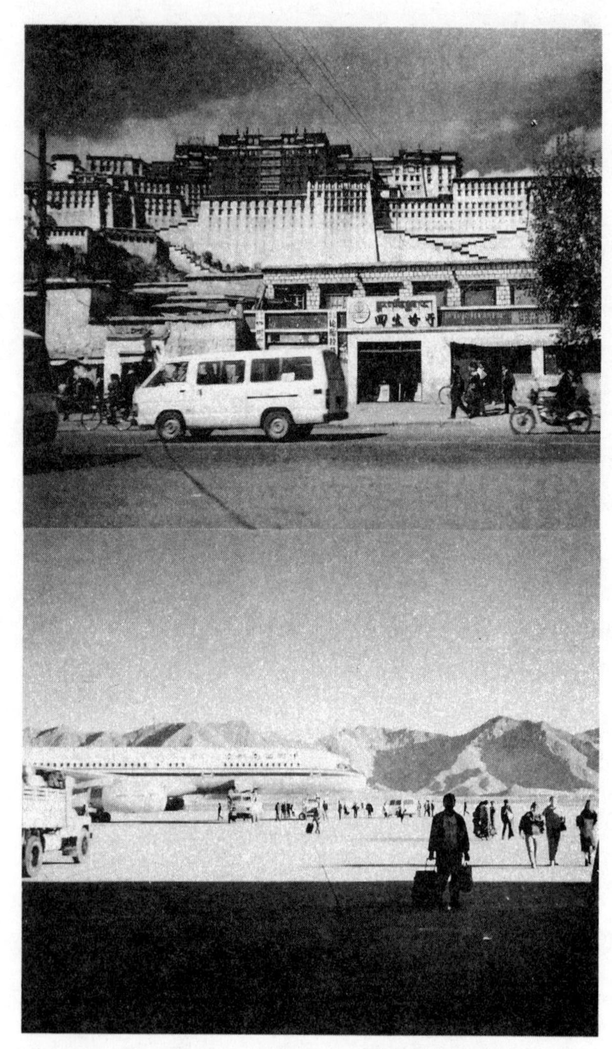

西藏自治區首都拉薩市（上）與拉薩機場（下）

採集冬蟲夏草的納丘附近，情形也是相同的，只有當地人能夠進入。我有好幾次都希望能夠親眼目睹採集冬蟲夏草的現場，但是卻無法達成心願。據説，必須在一定的時期與軍隊同行，才能夠進入。而且，現在就算與軍隊同行，也可能遭到反政府游擊隊的攻擊。因此，不太可能進去。

如果我與導遊單獨前往，可能會遭遇強盜或野狼。這的確是國人難以想像的世界。因此，冬蟲夏草都是由當地的人採集之後送到納丘，再由納丘送到拉薩。

同時，習慣於採集的當地人，在溶雪季節走在大草原上，也必須一根根的摸索找尋。量極微少，一日一個人頂多採集十公克，以數目而言，最多爲十五～二十條。

就好像現代的仙人在採集長生不老的靈藥一般，好不容易才採集到真正的冬蟲夏草，根據中國的專家説，因爲氣象環境不同，因此與其他地區所產的相比，有效性高達十倍。

在日本，也可以採集到冬蟲夏草，但是藥效只有西藏產的十分之一而已。

因此，西藏產的冬蟲夏草價格昂貴。不過，如前所述，不易得手。想要得到西藏產的冬蟲夏草，不僅是中國本土的人而已，也包括香港、台灣的業者在內。

目前，與我共事的上海工廠，都是處理西藏產冬蟲夏草的大型工廠。對於這個偶然的

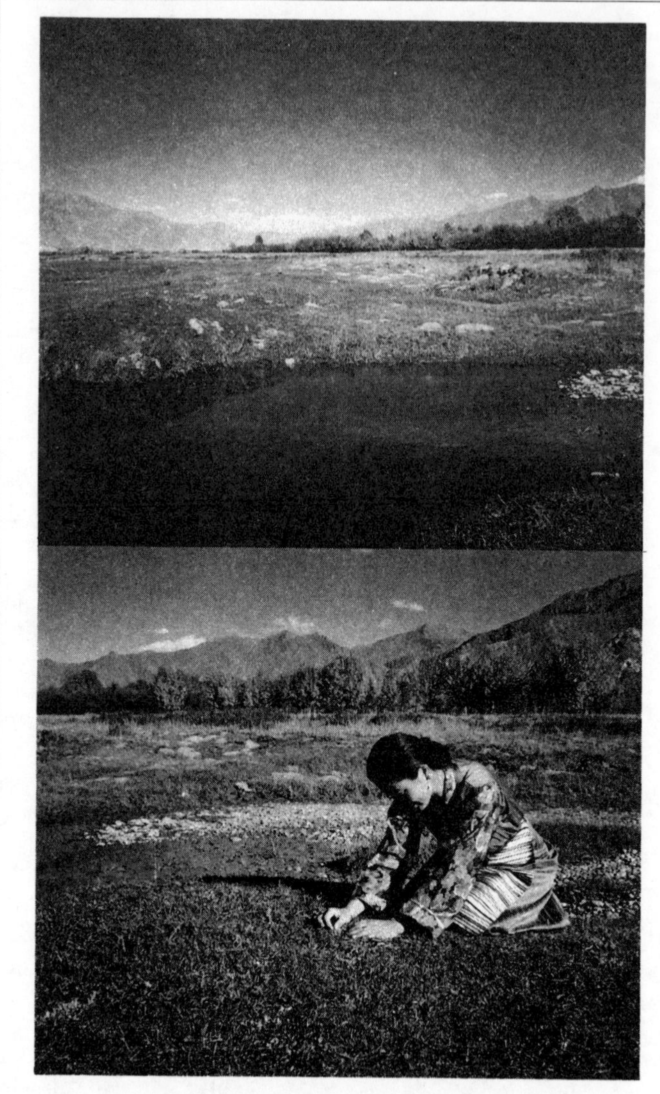

真正的冬蟲夏草只有在納丘才能採到

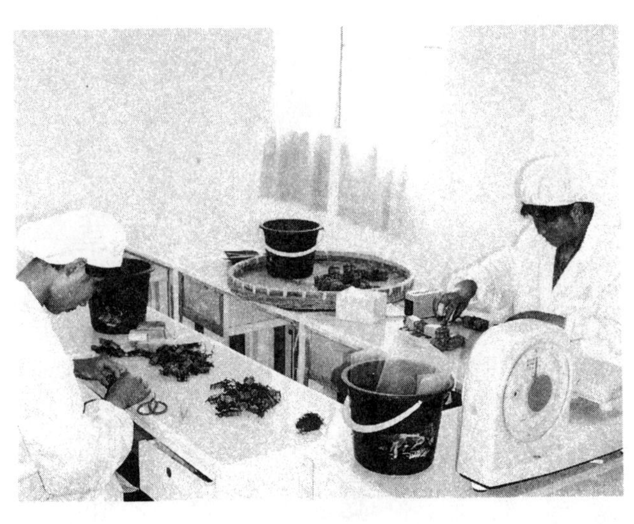

在上海的冬蟲夏草工廠

巧合，我深感幸運。可是，中國方面爲確保西藏產冬蟲夏草的管道，而頻頻責難爲何珍貴的冬蟲夏草要輸出到日本呢？

我也感到很困惑，多次前往中國，知道真正冬蟲夏草的好處，總希望能夠將它引進日本。

總之，關於冬蟲夏草進口事件，對我而言，最幸運的是親友中能夠找出與中國大陸政府連繫的管道。結果，終於得到政府的許可，能夠輸出冬蟲夏草。當然，不是背地裡締結契約，乃是締結正式的契約。

因此，中國四千年前稱爲夢幻秘藥的真正冬蟲夏草，終於能夠正式進入日本了……。雖然這個話由我來說有點不好意思，但是，我覺得自己真的是很幸運，有勇氣挑戰，讓我深感自負。

冬蟲夏草消除妻子的癌細胞

我本人煎煮冬蟲夏草服用後，愈覺體調良好，而且湧現了精力，證明這個東西能使人得到健康。我原本因爲飲酒過度，肝功能不良，容易疲倦。可是，現在感覺體調良好，不知疲勞爲何物。

妻子罹患青年性癌症。最初因膝痛而到附近的醫院就診，據說是扭了筋，接受X光照射，進行治療。但是症狀不見好轉。後來到大型醫院接受檢查，也只進行濕布藥療法，未癒。於是，前往北里醫院研究所，加以檢查，發現罹患了癌症。

不僅是我的妻子，相信很多人都有這樣的經驗。目前，國內醫院的現狀是，如果不前往大型醫院，就很難找到真正的病因。等到真正發現時，可能爲時已晚。

在北里醫院的研究所，診斷出妻子的疾病是在膝出現巨細胞瘤這種數千萬人中只有一人才會罹患的奇病。是一種癌。在日本，過去只有數十人罹患而已。

動膝的手術，削去骨頭，植入人工骨。手術本身很成功，然而不久之後，比先前要小的腫瘤於膝部再發，同時也轉移到肺。

更換醫院，進行點滴中加入抗癌的治療。因爲副作用，使得妻子的頭髮掉光，身體消瘦，慘不忍睹。

當時，我正好服用冬蟲夏草，於是，也讓妻子嘗試服用。雖然我並不了解醫學的道理，但是没想到妻子不再消瘦，反而增胖了。現在，她看起來完全不像是個病人，擁有健康體。服用蟲草二、三個月，就出現這麼好的結果。以我這個外行人的想法，認爲可能是癌細胞停止進行或消失了吧！妻子已經不再前往醫院，每天都會服用三杯冬蟲夏草。

在身邊的妻子都出現這樣的變化，因此，我能夠感受到冬蟲夏草偉大的效果。

孩子的過敏性疾病也痊癒了

不僅是妻子，連孩子也受到冬蟲夏草的照顧。目前就讀小學三年級的女兒，小時候因過敏性疾病而痛苦。接受過各種的治療，情況並未好轉，甚至出現氣喘。目前，這種兒童

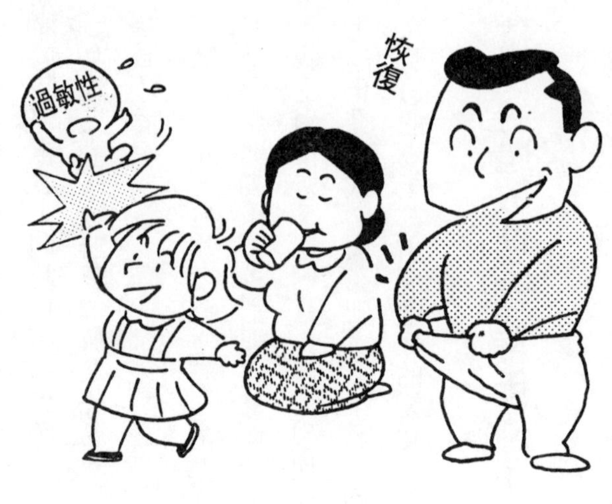

病患很多。原因可能是環境的變化或灰塵等，堪稱是一種現代病。看到孩子的痛苦，父母也會憂心忡忡，而開始接受「民間療法」。

我就是其中的一人。女兒接受過各種的治療，也曾進千葉成東的全住宿制醫院，接受一個月的治療。然而症狀不見改善。

在束手無策時，依賴冬蟲夏草……。因爲有了妻子的例子，因此我也讓女兒服用冬蟲夏草。二～三個月後，氣喘治好，過敏性疾病消除，肌膚變得光滑。

我常常煎煮冬蟲夏草，裝入保特瓶中，送給親朋好友嘗試服用。

真正的冬蟲夏草非常昂貴。如前所述，

即使在中國，也難以得手。真正的冬蟲夏草，在日本一百公克賣十萬日幣左右。在漢方藥局出售的四川省冬蟲夏草的走私品，二十五公克只賣三萬五千日幣。

把這樣昂貴的禮物送給他人，也許不是生意人的作風，但是，我希望大家都能夠知道冬蟲夏草的好處，也希望有更多的人因爲服用冬蟲夏草而得救。

「腎臟障礙痊癒」的報告

很多四十歲以上的男性，因爲服用冬蟲夏草而恢復精力。擁有宿疾的人，不論男女也都恢復了健康。詳情請看第五章。但是，沒有刊載在第五章內容中的人，也有很多感謝的話要說。舉個例子，由於重度糖尿病引起腎臟障礙，二、三天必須進行一次洗腎的男性，就是其中一人。

因爲他被限制水分的攝取，因此喝較濃的冬蟲夏草煎煮液，一日服用一杯。服用後，患者的疲勞感、倦怠感消失。前些日子，他來電表示，如果持續服用，一定能夠痊癒。

在此說個笑話，這位患者有位正準備參加大學考試的孩子，看到父親這麼充滿元氣，偷偷瞞著家人拚命的喝冬蟲夏草。結果，精力過於旺盛，造成了一些困擾……。

這種喝法當然無效

當然，有的人服用冬蟲夏草後並未產生任何的變化，經由我的追問，發現這些人採用超乎常識以外的喝法。一週一次大量的飲用，當然是無效的。

要遵守一日服二杯的方式持續喝才有效。

此外，儘管依照我的方式來服用，但是有的人卻同時食用漢方禁忌的蘿蔔。

這也是導致冬蟲夏草無效的理由。無效的理由，往往是未遵守常識來服用所致。一般服用法是一日二杯，一次一五〇～一八〇c.c.。儘管出現個人差異，也會展現好的結果。

因此，不僅是我的親戚，我希望有更多的人能夠了解冬蟲夏草的藥效。

而且，它完全没有副作用。

與中國政府正式簽訂契約

既然我是生意人，當然也希望這麼有藥效的真正冬蟲夏草能夠正式進口。

和日本的厚生省以及中國政府接洽，結果在一九九四年五月十七日正式簽訂進出口契約。同時，也創立了冬蟲夏草研究會，以中國爲主體，和許多實際利用冬蟲夏草治療的醫師及大學教授面談，並收集書籍和研究發表等資料。

我之所以這麼做，就是希望在科學萬能的今日，能夠解開冬蟲夏草這種不出門外的神奇「秘藥」之謎。

雖然我們只是民間團體，卻也是處理冬蟲夏草的生意人。

而且，實際服用冬蟲夏草，對於健康到底具有何種影響，亦即這些體驗報告，我們也能夠得到很多。

在中國或日本研究冬蟲夏草的醫師、大學教授的學術研究，如果能夠與我們民間的報告組合，相信對於了解冬蟲夏草的真相會更有幫助的。

第 4 章

遠離「假的冬蟲夏草」

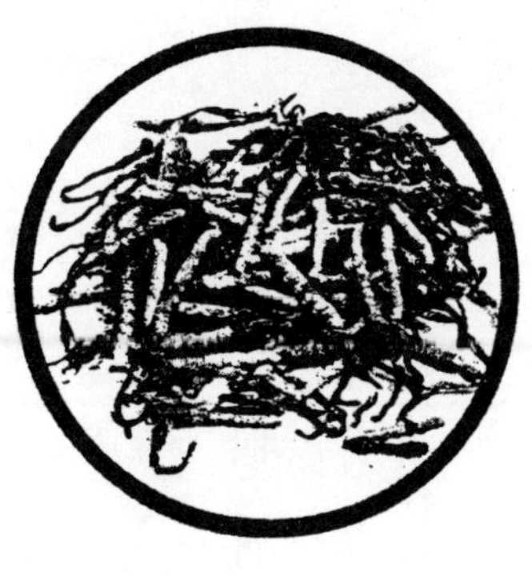

使冬蟲夏草聲名大噪的「馬家軍」的活躍

冬蟲夏草成爲世界著名的物質，就是由馬俊仁教練所率領的中國達摩省長跑陸上隊「馬家軍」所創造的。

但是，最近馬教練的動向卻很奇怪。

現在，馬教練所推薦的數種冬蟲夏草飲料，與「馬家軍實際飲用的冬蟲夏草似是而非。詳情稍後會爲各位介紹。總之，冬蟲夏草隨著「馬家軍」的足跡而發揚光大。

「馬家軍」的强大力量已經脫離常識。堪稱是世界陸上競技界絕無僅有的存在。在過去，像卡爾路易士等，是屬於個人紹級明星的存在，今後可能還會出現。但是，像「馬家軍」這種超級隊伍的出現，在陸上競技界是不曾見過的。在體操方面，舊東德等東歐團體也展現如「馬家軍」一般的團隊力量，但是，得分以人類眼光爲基準的體操，和以秒爲單位來競爭的陸上運動，其本質上是不同的。

一九九四年十月的亞運——，與世界大會相比，當然是差一級的比賽，但是，「馬家軍」仍然獲得壓倒性的勝利。得到五金、三銀、一銅。雖然表現出强健的姿態，但是以記錄來看，她們的表現還算是平凡。

在一萬公尺的賽跑中，「馬家軍」的王牌王軍霞的記錄，仍然成爲本季世界最高記錄。

面對記者群的詢問，她的回答是：「不可能每年都有這麼好的表現，今年要休養……。」態度悠閒的說著。

正如其言，在西元一九九三年的「馬家軍」的超級明星表演，乃是一九九四年無與倫比的。

四月在漢城國際接力賽中獲得優勝。八月世界陸上女子一萬公尺、一千五百公尺獲得優勝，三千公尺得到金銀銅牌。十月世界女子馬拉松賽，獨佔第一～第四名。

由此可知，從一千五百到馬拉松賽，女子中、長跑的比賽中，「馬家軍」所向無敵。

連續締造世界記錄的神奇兵團

不僅只是獲勝而已，同時出現驚人的記錄。

每次賽跑總會刷新記錄的相當於中國國體的第七屆運動會，連續締造左記世界新記錄（括弧内以往的世界記錄）。

●一萬公尺　王軍霞　29分31秒78（30分13秒74）

●三千公尺　王軍霞　8分6秒11（8分32秒62，以下同）
曲雲霞　8分12秒27
張林麗　8分16秒50
王麗梔　8分19秒78
張麗菜　8分22秒44

●一千五百公尺　曲雲霞　3分50秒56（3分52秒47，以下同）
王軍霞　3分51秒92

相信有過陸上競賽經驗的人，都能夠了解到，要縮短一秒鐘是非常困難的事情……。如果是一百公尺，以世界水準而言，就是以一百分之一秒爲競爭單位，這種情形在奥運會或世界大會上屢見不鮮。

以距離較長的中距離為例，雖然不像短跑競爭那麼的劇烈，但是，要提昇水準，縮短一、二秒，也是難事。

而就「馬家軍」一萬公尺的例子來看，一舉縮短了四十秒以上。四十秒的距離，將近三百公尺的大差距。

這是超越以往陸上競技界常識的記錄。如第一章所報告的，世界陸上競技關係者，以神奇的眼光來看「馬家軍」，甚至懷疑這些人服用禁藥。

由於馬教練本身採秘密主義，因此，這種非難之聲也日益高漲。最後，馬教練自己終於打破沈默，在刷新世界記錄的第七屆運動會中，說出了秘密。

馬教練親自告白兵團的秘密

「如果說馬家軍有秘密武器的話，那就是科學訓練方法，這是我馬俊仁的智慧財產權，是我的專利。另外一點，如果說有喝些什麼東西的話，那麼，我可以告訴人家，我們喝的是『全天然理科蟲草王口服液』。」

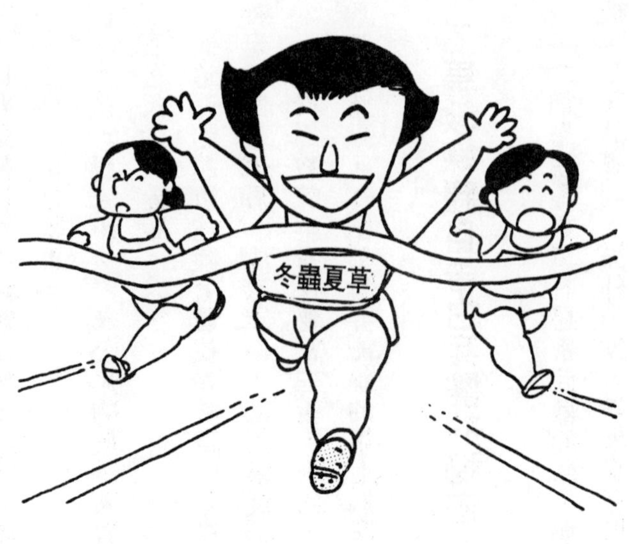

這個「全天然理科蟲草王」，指的就是以蟲草爲原料所製成的飲料。在馬教練發言時，最初所說的「科學訓練」，指的就是包括十二小時連續超長距離跑在內的「斯巴達」訓練。

但是，馬教練的發言中，備受世界陸上競技關係者注目的，是他所指的第二項「全天然理科蟲草王口服液」。這個飲料，是以冬蟲夏草爲原料，因此，霎時使得冬蟲夏草嶄露頭角。

到底冬蟲夏草是什麼呢……，包括日本在內，世界的陸上競技關係者都想要知道它的真相。關於冬蟲夏草，如本書所述，尤其關於「馬家軍」方面，爲了要進行長達十二小時的超長距離跑等嚴格的訓練，當然需要擁有能夠應付這種訓練的體力。

在日本，包括馬拉松在內的長跑者，也必須要進行這種超長跑。但是，如果不能有效的進行，就會引發疲勞蓄積，結果造成身體障礙。選手根本力不從心。

反之，如果能夠消除疲勞，則嚴格訓練的效果就能夠提昇。很多陸上關係者都明白這一點。而且，要消除疲勞，不僅是訓練，對於預賽、決賽等一連串的大會比賽而言，越早消除疲勞越有利。

世界的陸上關係者，斟酌馬教練的一番發言，認爲重點在於消除疲勞。也就是說，能夠支撐「馬家軍」嚴格訓練的，就是中國自古傳承下來的冬蟲夏草這種神奇物質。

進行冬蟲夏草的實驗

爲了了解「馬家軍」締造驚人記錄的秘密，於是在一九九三年十二月於廣州天河體育館進行使用冬蟲夏草的實驗。題目是「關於蟲草王口服液對消除人體運動疲勞影響的實驗研究」——。

這個實驗是挑選四名長跑選手，分爲二群。一群服冬蟲夏草，另一群不服用，連續進行十二小時的超長跑，然後觀察身體狀況。

結果是，冬蟲夏草服用群在跑完經過二天後，出現恢復體力的徵兆，三天後，恢復原先的體力。

相反的，未服用群到了第六天，仍然殘留疲勞，直到第九天才復原。

我們這些成員，也挑選服用冬蟲夏草的陸上選手十人進行實驗，結果如下——。

這個實驗是挑選十名陸上選手，在練習前、練習後以及服用冬蟲夏草後共抽血三次，進行檢查。

練習前測定血清中紅血球的平常數值。練習後抽血，當然，紅血球的量較練習前下降更多。

但是，攝取冬蟲夏草後再抽血，令人驚訝的是，紅血球的量已經比練習前的測定值更增加了。

這個實驗報告的結論是這樣的：

「冬蟲夏草能使紅血球的量保持穩定，有促進氧活潑供給於各臟器與細胞的效果。結果，能夠發揮消除疲勞的作用。即使進行嚴格的練習，也不會殘留疲勞。而且，能夠迅速進行接下來的練習，達到有效的訓練。此外，由於具有提昇心肺機能的作用，因此，在本屆大會中，能以最佳狀態參賽，這就是『馬家軍』强大的原動力。」

馬家軍到底喝什麼

這些實驗的結果，顯示冬蟲夏草具有消除疲勞的卓效。但是，最近馬教練的動向非常的複雜。

首先是進入一九九四年一月以後，馬教練一如其發言所說的，練習菜單爲他的智慧財產權，他以一千萬人民幣賣給中國廣東省的企業「廣東今日集團」。這件事在中國報紙上加以刊載。根據報上內容說，這個收入要用來建設陸上競技中心。練習菜單中含有爲了恢復選手體力及强化體質而由馬教練所採用的極秘密的處方技術在內。

這篇報導上所出現的龐大金額，讓人感到驚訝。中國人的平均月收入只有五千日幣，因此，這是大約一億二百萬日幣的大筆資金。不過，如果以生意的眼光來看此事。那麼，在中國加速資本主義化的現在，這也不是什麼值得大驚小怪的事情。馬教練真的知道冬蟲夏草的價值，當然會開出這般的高價。

但是，展現一連串行動的馬教練，不僅只是一位運動指導者而已。事實上，馬教練還有其他的戰略。

馬教練發售「蟲草王」專用口服液（正確說法，應該是將處方賣給廣東省中山理科，由中山理科以「蟲草王」之名出售），但是，在亞運會上卻又帶來了新的口服液「馬－1」（製造·販賣公司爲「馬氏保健品總公司」，是馬教練自己的公司），而且手上拿著「馬－1」，對記者們說道：「我們喝的是『馬－1』，『蟲草王』根本無效，只是對方用我的名字做宣傳而已。」

不僅如此，馬教練因亞運而前來日本時，和日本企業締結了第三種口服液的獨佔契約。同時，也和各自處理「馬－1」、『蟲草王』的日本公司締結「馬家軍口服液」的獨佔契約。

在中國的鱉的營養劑廣告也登場了。在日本，與日本企業組合，除了口服液、營養劑以外，還銷售「馬家獎勵雞肉」。因此，有些人對馬教練提出責難之聲，不過，這是當事人的事情。

只要以生意面來加以處理即可，對於我們這些研究冬蟲夏草的人而言，馬教練的行動與我們無關。

口服液的效果同於果汁嗎？

不過，問題在於冬蟲夏草的處理方式。越是真正的冬蟲夏草，越難到手。此外，即使到手，價格也十分的昂貴。因此，在中國只賣一百七十元日幣的便宜口服液，是否含真材實料呢？以常識來判斷，口服液中所含的冬蟲夏草，應該極微少量，而且可能不是真品。當然，我不敢斷言，但是，因爲我處理過真正的冬蟲夏草，故能夠了解這方面的事情。

此外，報紙上也出現這樣的消息。這篇報導以「馬家軍口服液的效果與果汁相同」爲題，於一九九四年十一月八日刊登於『現代日報』上。

——巨人隊的桑田真澄所喝的「馬家軍口服液」，在大衆傳播媒體引起騷動，據說其成分與橘子汁相同。這是英國學者發表的分析結果。

馬家軍口服液，是在陸上競技中連續締造驚人世界記錄的中國陸上隊伍馬俊仁教練所發明的。是以一種菌類「冬蟲夏草」爲主要成分的口服液，據說有消除疲勞的卓效。

不過，根據英國READING大學科學研究所的洛加艾班斯教授分析的結果，其內容多半爲水分和糖分，此外，還含有少量蛋白質、礦物質、氨基酸，以及鱉的明膠質而已。就好像西方各國所銷售的健康飲料橘子汁的成分而已，對身體沒有什麼特別的效果。這位教授在報導上還說明：「這種口服液能夠陸續刷新世界記錄，實在令人難以置信。」

不能忍受冬蟲夏草就此被否定

因爲我們並未直接看過英國教授所分析的「馬家軍口服液」的成分分析表，因此，無法斷言，也無法臆測。

那是因爲一般在日本銷售的健康飲料或口服液的實態，我們十分的了解。在日本，即使稱爲健康飲料或健康口服液，根據法律上的規定，也只不過是單純的清涼飲料而已。

日本有藥事法的法律規定。

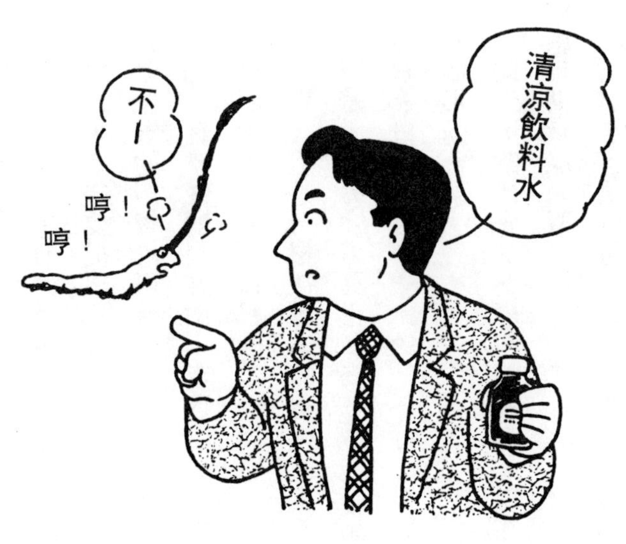

必須具備其法律所規定的基本實驗資料、臨床例等，才能夠向藥事審議會提出。不合格的話，就不能夠當成藥物來上市。

因此，如果不被承認是藥物，例如這個冬蟲夏草口服液，就絕對不能出現「能夠有效消除疲勞」等的文宣。只能夠以「清涼飲料」的範圍來做廣告。

而健康口服液的各廠商，就好像可樂等廣告一樣，只能以「清爽」、「有元氣……」「對身體很好……」等方式打廣告。

此外，像生髮劑等，也必須使用「醫藥部外品」的字眼。這個字眼，也會在化妝品中使用，亦即正式的說法不是藥物。但是爲了與藥物混淆而使用「醫藥部外品」這個單字，藉此達到宣傳效果。

不過，這一類的「醫藥部外品」商品，大都是直接塗抹於人體上。

因此，必須要提出對人體無害的醫學資料或證明某種程度的效果之實驗結果，才能夠得到厚生省的銷售許可。

尤其有關生髮劑方面，老實說，「雖非毒，但也不能成爲藥」。

再回到「馬家軍口服液」的話題。英國教授說：「只具有如橘子汁般的效果」，即使這是事實，但是，根據日本的法律，也不會受到任何的責難。

但是，對於知道真正冬蟲夏草的我們而言，很害怕一般人會誤解爲冬蟲夏草就好像「馬家軍口服液」一樣。於是，再三强調冬蟲夏草的效果。因爲它與以往西方的醫學、藥學截然不同。

此外，關於先前藥事法的規定，現在於日本銷售的真正冬蟲夏草的處理方式，是當成健康輔助食品來販賣。

當然，各位會產生一個疑問，爲何不能夠當成藥物來處理呢？

日本的醫藥行政十分慎重其事，應該說官僚主義太盛行。舉個好例子，在江户時代就實際使用於醫療的漢方藥，直到十幾年前才得到厚生省的藥物許可。甚至在民間視爲癌症特效藥的丸山疫苗，只要看厚生省的對應，各位就不難理解了。

日本的醫藥行政，過於偏重西方醫學，對於民間療法或東方醫學，一直保持冷淡態度，同時採官僚系統。總之，日本的醫療行政要承認冬蟲夏草藥物，恐怕要花較長的時間。

雖然中國有句話說「百年待河清」，但是，這麼有效而且都得到本場中國承認的冬蟲夏草一定要加以活用，不能夠再遲疑不決了。因此，要將其當成健康輔助食品引進日本。當然，依照日本的法律規定，現在也可以當成食品來銷售。

所以，把冬蟲夏草當成食品，要烤、要煮，都是我們消費者的自由。

只不過是清涼飲料的「馬口服液」

當然，要煮、要烤……，這只不過是比喻而已。關於冬蟲夏草的服用法，衆說紛紜，依序介紹如下——。

首先就是以「馬家軍口服液」爲代表的健康口服液的飲用法。關於這個方法，之前的報告已經足夠了。中國有句話說「掛羊頭賣狗肉」，我認爲這句話形容得很好。如先前所報告的，調查口服液時，發現以這種價格販賣的口服液，想要含有真正的冬蟲夏草，實在是不易辦到。

而且，我們這些成員遍訪上海藥局等市場，都找不到西藏產的冬蟲夏草。所找到的，只不過是品質較差的四川省產的冬蟲夏草而已。四川省產的價格，目前也逐漸高漲了。

位於上海南京路的某家漢方藥局，一百公克四川省產的冬蟲夏草要賣二萬日幣。我們的結論是，以「馬家軍口服液」爲代表，聲稱冬蟲夏草的口服液，雖然不是如英國大學教授所言「和橘子汁相同」，但是，如果各位想喝的話，請把它當成是清涼飲料……這就是我們的建議。

檢查各種服用法

在藥膳中放入冬蟲夏草的方法。像「冬蟲夏草枸杞雞湯」、「冬蟲夏草蒸牛骨髓」等各種的藥膳料理出現，自古以來，在中國就是以這樣的方式使用冬蟲夏草的。

當然，在日本想要做藥膳料理也是可以的。但是，考慮到和其他材料的組合，以及時間方面的麻煩問題，因此，一般都不會這麼做。雖然可當成藥膳料理長期間食用冬蟲夏草，但是，在日常生活中，一般家庭要做藥膳料理並不容易。

另外，也有浸泡在酒（燒酒、伏特加酒等酒精度數較强的酒）中飲用的方法。

這是乙醇抽出方法，但是困難點在於冬蟲夏草有效成分的抽出率較低，而且，不善於飲酒的人，不適合採用這種方法。

不善於飲酒的人，可將冬蟲夏草放入紅茶、薏米茶中，待酒精成分揮發之後再飲用。

此外，還有將乾燥的冬蟲夏草碾碎用研鉢磨成粉末狀使用的方法，或是利用糯米紙、膠囊包住，當成藥來吞服的方法。

在所介紹的方法之中，除了口服液之外，任何方法都能展現很好的效果。不過，稍嫌麻煩。就效果點來看，除了藥膳以外，都存在其難點。

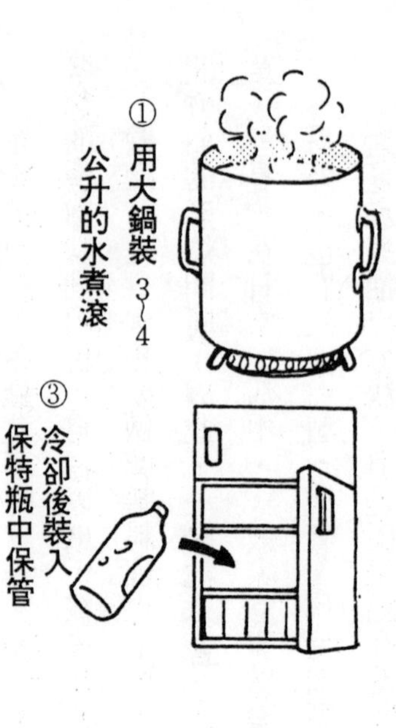

煎服乃是最好的方法

那麼，在中國是如何服用冬蟲夏草的呢？通常只採用二種方法。一種是藥膳料理，另外一種是單純的煎煮服用法。

我們這些成員以上海爲主，詢問使用冬蟲夏草的人的利用法，通常只採用這二種的方法。當然，口服液或浸泡在酒中、研磨成粉末來服用的人，並不存在。

我們也嘗試過各種利用冬蟲夏草的方法，結論是煎煮服用最具效果。

這個煎煮法，我們也進行過各種的實驗，發現如下的方法最爲有效。

①利用鋁鍋或不銹鋼鍋，在鍋中放三～四公升的水煮沸。

②將一六～一七公克的冬蟲夏草放入鍋中，用小火煎煮三～四小時，中途加水一～二次，最後作成三～四公升的液體。

③冷卻後，放入保特瓶等的容器中，保存於冰箱內。

④早晚各喝一杯，持續喝一週，空腹飲用，最爲有效。

這個方法不費時，任何人都能輕易做到，同時，也能夠抽出冬蟲夏草的有效成分。

「一杯冬蟲夏草」比「一杯咖啡」更好

雖然煎煮略嫌麻煩，但是卻不能生吃冬蟲夏草。冬蟲夏草只有藉由加熱，才能夠抽出其成分。

煎煮後的冬蟲夏草，如果不想丟棄，可以直接吃，或浸泡在燒酒中來喝，或切碎當成下麵菜碼來使用。

但是，真正的冬蟲夏草不易得到，而且價格昂貴。

我們這些成員，認爲「一杯冬蟲夏草」與「一杯咖啡」的價格相當，所以基於健康著想，喝「一杯咖啡」倒不如喝「一杯冬蟲夏草」來得划算。

總之，建議各位先煎煮冬蟲夏草來服用。漸漸的，你就能夠了解冬蟲夏草的「魅力」了。

到時候，「一杯冬蟲夏草」一定能夠取代「一杯咖啡」。因爲對人類來說，健康、生命是任何東西都無法取代的。

販賣「使用過的冬蟲夏草」的不肖業者大行其道

最近，聽說以接近一杯咖啡的價格販賣「真正」冬蟲夏草的業者出現了。

於是，我們趕緊調查。——因爲進口販賣「真正」冬蟲夏草的只有廣州貿易而已，因此，我們立刻就知道對方賣的不是「真品」。可能是以走私的方式得到的四川省產的冬蟲夏草吧！

於是煎煮這種冬蟲夏草服用，結果發現味道十分的淡。

也就是說，只是將已經煎煮「使用過」的冬蟲夏草直接乾燥，拿出來販賣。

不消說，各位也知道，與真品相比，藥效當然較淡，甚至已經完全失去了藥效。

煎服這種冬蟲夏草，與喝開水沒什麼兩樣。

第　5　章

體驗者的有效心聲

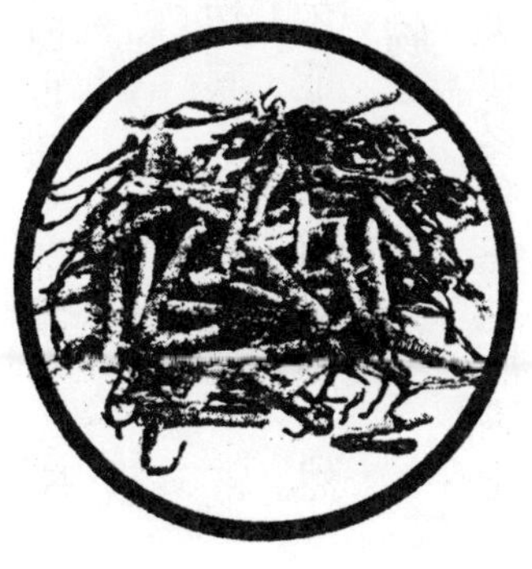

到目前爲止，已經提及很多有關冬蟲夏草的話題。接下來爲各位介紹體驗談。

連日來，很多驚訝、感謝之聲，利用電話、寫信的方式告知我們，令我們感到無比的欣慰。如果各位想要得到更多的情報與實績，則參考這些體驗談是最爲理想的。

寄來的信件之中，我們經由體驗者的同意，介紹其中的一部分。當然，依個人體質的不同，效果出現的方式也不同，不能夠一概而論。然而，這些都是事實，藉此能夠了解冬蟲夏草到底爲何物。

由於以西方醫學的觀點無法證明其效果，故在此希望各位藉由閱讀體驗談，改變對冬蟲夏草錯誤的印象。

成為「硬漢」的秘密

新井規矩雄（職業高爾夫球選手）

從年輕時代開始，周圍的人都稱我爲「硬漢」。事實上，即使我連日長時間練習，也若無其事。甚至可以熬夜打麻將，第二天早上又到高爾夫球場打球。不論是遊玩或工作，我都能夠全力以赴。

但是，這種不規律的生活，畢竟無法戰勝年齡。年過五十之後，開始感覺身體的衰弱。即使覺得自己的氣力尚充實，但是體力已遠不及那些年輕選手們了。

尤其是在揮桿擊球時球飛出的距離方面，更有顯著的差距。以往隨手就能揮出的距離，現在卻辦不到了。過去常出現的球路，現在竟然不能隨心所欲的表現出來。甚至以往兩桿就能進球洞，現在要三桿。

這種體力的衰退，只能夠藉著技術來彌補。要磨練技術，必須要依賴練習。我比以前更努力，但是持續多日的練習後，會殘留疲勞。

這種情形，在聯賽時表現得更爲明顯。聯賽包括預賽在內，通常要進行四天。第一天有好成績，但是第二天覺得疲勞，無法展現佳績。身爲職業高爾夫球選手，如果肉體、精神無法一直保持最佳狀態，則爲致命的打擊。

年輕時有「硬漢」之稱的我，當然受不了這種打擊。甚至深深的煩惱著「是否即將要迎向老年時期呢？」

即使吃重的練習也不再感覺疲勞

就在這時候，我遇到了冬蟲夏草。在朋友的建議下嘗試服用。結果出現驚人的效果。服用三天後，首先是早上起來時感覺神智清醒。即使前一天吃重的進行練習，第二天也不會殘留疲勞，使我感覺好像回到年輕時代一般，這是好久以來不曾有過的感覺。身爲職業運動選手，比他人更注意體調，對這個變化，我感到大吃一驚。

即使參加聯賽，也始終都能保有充足的精力，當然，成績也漸漸的提昇。最重要的是，自已能夠隨心所欲的演出。

當然，即使服用冬蟲夏草，也無法得到二十幾歲的那股肌力。但是，現在卻能夠輕鬆進行技術的磨練了。

現在，我經常參加中、老年齡層的比賽，但是卻不會因爲疲倦而降低成績。周圍的人見我這種「硬漢」的姿態，都感到不可思議。而秘密就在於冬蟲夏草。今後還要持續服用，希望能夠活躍於第一線上。

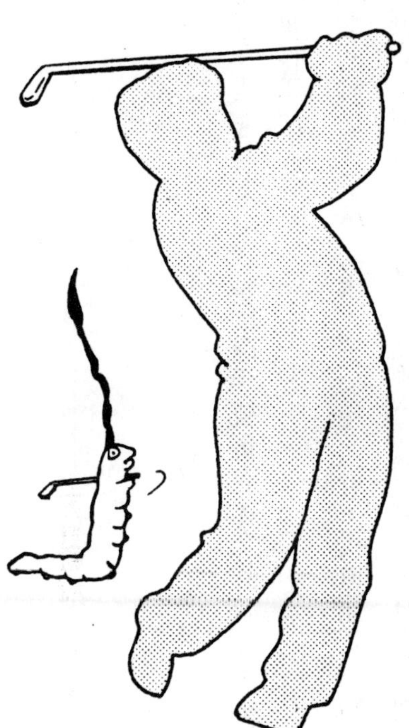

克服糖尿病，加班也不累

大竹憲治（公司職員）

我以前曾是讀賣巨人隊的選手。大家也知道，職棒選手難得有休息的時候，不論是在賽季或非賽季，體力訓練都是不可或缺的。

但是，我自負比他人具有强韌的體力。退休之後，去公司上班，我也擁有不輸給他人的自信。對於只知道棒球世界的我而言，商場是一個未知的世界，所體驗的一切，都令我感到詫異，因此，比別人付出更多的努力。我認爲年輕時所培養的體力，以及從事職業運動所鍛鍊的精神力，能夠讓我做到這一點。

但是，當我開始了解並對工作產生興趣時，突然發生一件讓我跌落谷底之事。亦即接受公司內的成人病檢查，結果診斷罹患重度糖尿病。的確，我從二十五歲開始，血糖值就增高，也曾經採用食物療法。然而，並未自覺到罹患糖尿病。也許過度熱中於工作，反而成爲災禍吧！經常殘留疲勞，稍微活動，就氣喘吁吁，但是我認爲這是年齡的緣故。

接受診斷之後，似乎也受到精神的影響，糖尿病急速惡化，體力、氣力逐漸衰退，原本喜歡的運動，也無法運行，對日常生活都造成了影響。變得懶於活動，身體產生倦怠感。當然，這樣下去，也不想工作了。商業世界與運動世界是兩個完全不同的世界，但都是以體力爲基本。一旦欠缺體力，也無法從事商業。

因爲要到醫院看病，因此常常提早下班，也經常請假，即使勉强上班，也會爲周遭的同事帶來困擾。同時，受到飲食限制，原本八十五公斤的體重減爲七十公斤。自己也覺得每況愈下，每天都鬱鬱寡歡。

不過，我才四十幾歲。爲了這個家，讓我從商業世界退休，也未免言之過早。於是，只好暫時服用醫院所開的藥，拚命鞭苔病體。

一週內身體出現變化

這時，朋友建議我使用冬蟲夏草。聽說能夠從身體內處點燃活力，如果真的能夠稍微恢復體力，我倒願意嘗試。

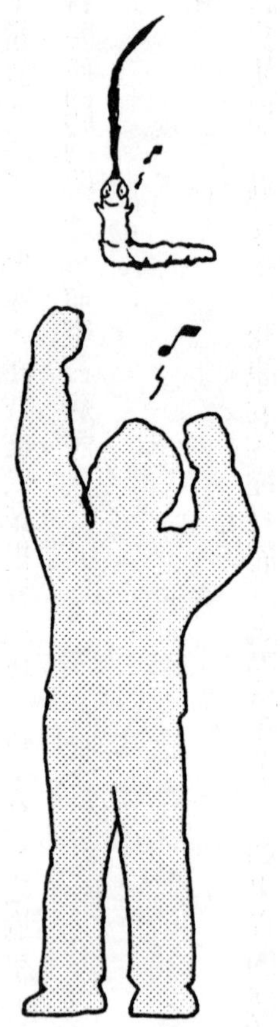

一週後，我發現自己的體調改變。首先，感覺疲勞感緩和，能夠像以前一樣，和他人一起工作。一個月後，手腳的發麻感一掃而空，感覺好像又恢復到選手時代的體力一般。即使拿重物爬樓梯，也若無其事。就算加班，也不覺得累。因此，我斷然停止了食物療法。結果，不易疲倦，體重逐漸上昇。

兩個月後接受檢查時，醫生說血糖值降低了。重度糖尿病已經變成輕度糖尿病了。今後，只要持續服用，一定能夠完全治好糖尿病。

馳騁九十分鐘的能源

佐藤康之（足球選手）

擔任足球選手已經進入第二年了。聽到很多觀衆支持的聲音，但也有謾罵聲。參加世界杯時，稍微出錯或動作緩慢些，就會聽到强烈的抱怨聲。

不只是我，雙方球隊的隊員都會全力作戰，而且，經常殘留疲勞感，這是不容否認的事實。雖有中場休息時間，但是，一場比賽九十分鐘，無休止的全力奔馳，絶對不是常人能夠辦到的事。

不過，並非只是在場地來回奔跑。足球選手必須要有敏捷的動作，才是勝敗的關鍵。因此每次比賽時，都是神經緊繃。爲了能夠展現敏捷的動作，需要當機立斷。當然還需要能夠隨心所欲，展現行動的體力。

在比賽中，最讓人煩惱的，就是無法做出自己想要的演出。

不論是盤球或傳球，雖然腦海中想像當時的場面，認爲自己「辦得到」，然而身體卻難以配合。這時候，即使打自己的頭或敲地，也難以去除悔恨。同時，各種牢騷，抱怨接踵而來。没想到第二年的疲勞，就在這時候出現了。

當然，我也不希望被裁判舉黃牌警告。但是，因爲身體無法隨心所欲的展現行動，不得已只好做出犯規的舉動，有時甚至氣得想掐緊自己的脖子……。

任何行動都很靈活

但是，遇到冬蟲夏草之後，我完全改變了。即使緊蹦著神經奔馳九十分鐘，也不會覺得累。而且，判斷力不減，直到比賽結束爲止，都能夠發揮作用，隨心所欲的演出。

到底是什麼原因使身體變得如此靈活呢?連我自己都百思不解。但是，不論練習或比賽，神經再如何的緊綳或拚命的演出，也不會覺得「疲勞」。

在比賽中，能夠博得更多的掌聲，我認爲是拜冬蟲夏草之賜。

現在，我也積極説服隊友服用。不過，也希望大家都能夠靠著敏捷的行動來進行比賽，儘量減少犯規之舉。

去除更年期障礙的煩惱

清水敦子（主婦）

「這個不錯，妳可以嘗試看看！」

和我年紀相仿而一起打工的人，建議我服用冬蟲夏草。

那是因爲最近我更年期障礙的情況嚴重，經常頭昏眼花、噁心，而且有頭痛的煩惱。爲了儘量在家靜養，因此，一週打工從五次減爲三次，而且經常早退或請假。

當然，也不想做家事，家中一片凌亂。飲食方面，也只是每天利用超市的配菜而已。雖然對丈夫、孩子感到愧疚，但是，我真的是無能爲力。如果這種情形還要拖個幾年，我真的是不想活了。

看到我這個樣子，和我一起打工的同事介紹我服用冬蟲夏草。我覺得她很有元氣，臉上充滿光澤，經常保持神清氣爽。以前，她也曾經因爲更年期障礙而感到痛苦，但現在竟然充滿元氣，我當然也想嘗試一番。

以前，我曾經依賴過藥用酒與漢方藥，這些東西似乎與我的體質不合，幾乎不見效果。冬蟲夏草也是一種漢方，我對其效用深表懷疑。

嘗試一週後，身體並未產生什麼變化，仍然全身倦怠，做任何事都不對勁。我想畢竟還是無濟於事，於是和同事商量。

「我覺得無效吔，一日吃五條也沒有什麼變化。」

「咦，吃？」同事發出驚訝的叫聲。

「就是直接嚼呀，這樣不是最有效嗎？」

「不行啊！務必煎煮飲用才行。」

據同事的說法，如果不煎煮，無法產生有效成分，且效果較淡。還嘲笑我說，這麼難吃的東西，我竟然還能吃下肚。並且教我煎煮的方法。

頭痛、頭昏眼花的症狀去除

服用冬蟲夏草二天後，出現了效果。首先，就是打工下了班之後，一定會發生的頭痛、頭昏眼花的毛病不再出現了。起立性昏眩和倦怠的症狀也消失了。而且，現在我的個性也變得開朗。

把家裡收拾乾淨，做出美味可口的飯菜。丈夫看到我的改變，說：「妳現在這個樣子，也使得家庭氣氛變得開朗多了。」如果再繼續好轉，又能夠恢復一週打工五天的生活了。藉著冬蟲夏草之賜，我似乎已能夠度過更年期障礙。

除了對於更年期障礙以外，對於精力的恢復也有效。同事這麼有元氣，我想原因就在於此。因此，我也想要建議丈夫服用。

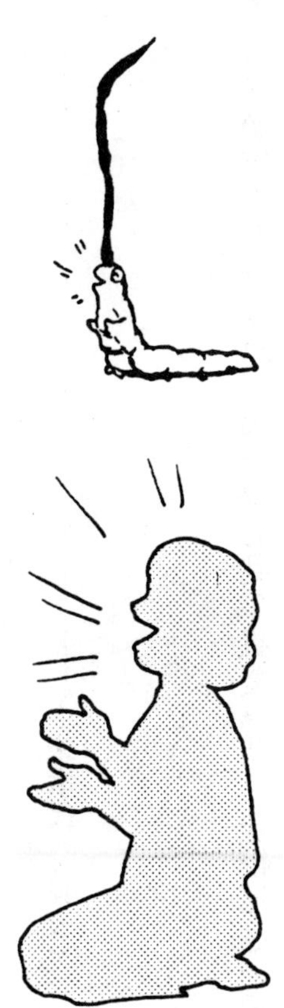

臉部充滿光澤——十朱幸代（女演員）

在朋友的建議下，我開始服用冬蟲夏草。第一次看到冬蟲夏草時，覺得那是一種很奇怪的東西。

當時因爲工作繁忙，有點疲倦，再加上最近掀起漢方熱，因此，倒也想嘗試一番。

没想到後來竟成爲冬蟲夏草迷。從事女演員的工作，透過電視、電影、舞台，要在衆人面前展現自己，即使再疲倦，也絕對不能表現在臉上。如果體調崩潰，則會帶給工作人員或周邊人士麻煩。肌膚也要避免乾燥。光是氣力稍微衰退，就會影響到演技。

亦即是要經常保持元氣、青春的「最佳」狀態。我認爲不論從事任何工作都是如此。對我而言，身體就是資本，擁有體力，才能夠戰勝一切。

而且，這種工作性質的時間很不規律，有時要拍攝到深夜才能夠休息。有時，必須持續數日熬夜。雖然醫生一再希望我保有規律的生活，但是在這一點上，我的確是個失敗者，經常挨醫生的罵。

過著不健康的生活，卻希望擁有健康，能夠滿足我這種任性要求的，就是冬蟲夏草。因人而異，效果不同。但是以我爲例，服用第二天，早上醒來時就感覺很舒服。以前深夜回家，到了第二天，總是起不了床。然而，這種現象不再出現了，現在早上能夠清爽的起床，很有元氣的工作。

連續五天打高爾夫球

即使是繁忙的時間表，也能夠輕鬆的應付。周圍的人也察覺到這一點，經常對我說：「最近妳的臉部充滿光澤。」這讓我更充滿元氣的投入工作中了。

前些日子，利用難得的休假日前往夏威夷，連續五天打高爾夫球。

我這麼説，當然又要挨醫生的罵了。但是，從早到晚，幾乎不眠不休的在那兒揮桿。

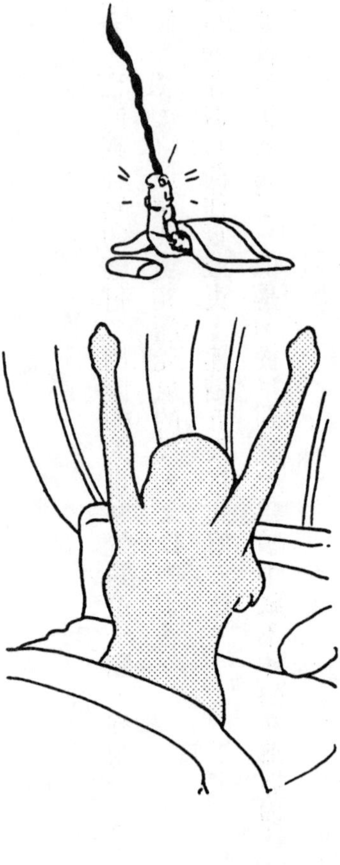

藉著遊玩紓解工作壓力，是我的座右銘。好不容易得到的休假，卻不能夠悠閒的度過，但是，我的身體卻沒有發出不平之鳴，能夠隨心所欲的展現行動。

而且，通常會因爲時差的問題而疲累。不過，回國後的第二天，我又能夠充滿元氣的回到工作崗位上了。

現在對我而言，冬蟲夏草是不可或缺的物質。今天，我又服用了一杯冬蟲夏草，很元氣的出去工作了。

胃癌消除連醫生都感到訝異——匿名希望（自營業）

醫院突然來電話，當時，我和平常一樣，在準備早上的開始。最近，家父才到該醫院接受體檢。「難道是……」，心中感到很不安。當我趕到醫院時，在那等待我的，竟然是「癌症通知」。但是，唯一的解救是，這屬於早期癌。因爲需要動手術，而希望父親趕快住院。

以往，父親甚至很少罹患感冒，對健康十分自信。對於這樣的父親，我實在沒有勇氣告訴他罹患了「胃癌」。可是，如果不予理會，則會加速癌症的進行。

於是，只好騙父親說是胃潰瘍，勉强勸他住院。「早點治好早點回到店裡面」，父親嘟囔著。祖父和叔叔都是因爲癌症而早早離開人世，這令我更加的感到不安。

我開始閱讀健康雜誌，並得知冬蟲夏草的存在。我雖然聽過中國馬家軍的話題，卻不知道這種東西也能夠治療癌症，因此，趕緊去購買。

當我對父親提及「冬蟲夏草」時，他笑著說：「你當我是長距離賽跑選手啊！」當然，他不知道這是爲了治療癌症而服用的。我則瞞著他說食用這種東西，可以維持體力。

服用一個月之後，展現效果。爲了手術而接受檢查時，發現癌細肥縮小了。驚訝的不僅是我而已，連醫生都表示這是不可能的事情，感到很不可思議。

癌細胞完全消失

因此，醫師決定延後進行手術，再觀察一段時日。二週後，再接受檢查時，發現癌細胞已經完全被消滅了。當時的喜悅，真的是難以言喻。可能冬蟲夏草與父親的體質相合吧！當我對醫生說到冬蟲夏草時，他臉上露出難看的表情，說道：

「我也試喝一杯吧！」

原本就不知道自己罹患癌症的父親，沒有動手術就能出院，感到非常的高興。

「我畢竟是很健康的吧！」

雖然他很有元氣的回到工作崗位，但是，我仍然讓父親服用冬蟲夏草。

就算跑得慢，但是能夠永遠成爲「人生的長跑選手」，對我而言，這是無上的喜悅。

希望更多人知道這個事實，希望各位能夠藉此而得救。到現在，父親都不知道他曾罹患癌症，故在此以匿名方式發表這篇報告。

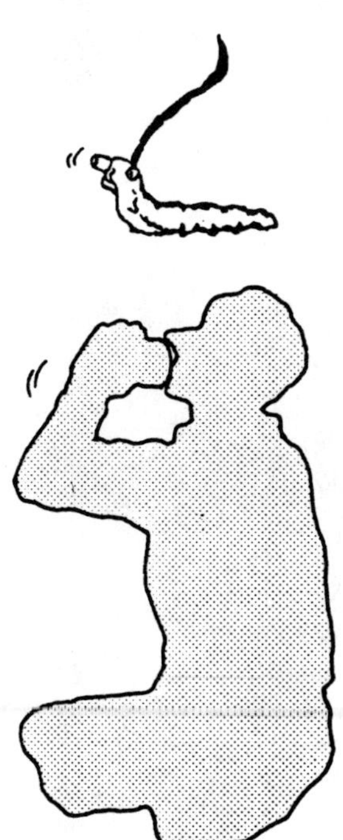

罹患過敏性疾病的女兒展露笑顏

內藤順子（主婦）

結婚第五年，終於得到一位女兒，丈夫和我都感到很欣慰。出生後九個月，才知道女兒罹患了氣喘與過敏性皮膚炎，臉上經常長疹子，因爲發作與發癢，夜晚無法成眠。看到女兒的樣子，實在於心不忍。因爲是第一個孩子，不知該如何處置。只好經常到醫院就診，接受醫生的治療。

女兒到了三歲時，發作症狀終於停止，我以爲過敏性疾病已經痊癒，感到安心。没想到四歲進入幼稚園就讀時，再度發作了。雖然想接受治療，然而最近大衆傳播媒體報導類固醇的副作用，使我拿不定主意。

買很多書回家看，發現這是現代醫學難以治癒的疾病。抱持孤注一擲之心，嘗試雜誌所介紹的漢方或他人建議的藥物等，可是都無法展現卓效。一種不得不放棄的絶望感，使我的眼前呈現一片黑暗。甚至經常自責，如果不生下她，她就不必遭受這樣的痛苦了。如果可能的話，希望自己能夠代替女兒生病。

習慣服藥的女兒，雖然討厭吃藥，卻也能體會我的悲傷。最近，即使再苦的藥，她也會默默的服用。看到她的樣子，我越是不忍心。

這時，突然在雜誌上看到冬蟲夏草的報導。上面記載著過敏性疾病患者治癒疾病的體驗談。老實說，當時我因爲一直無法從漢方或健康食品得到任何的效果，因此，我對冬蟲夏草的效果感到懷疑。到目前爲止，花的藥錢難以計算。丈夫是個普通的上班族，夫妻倆常爲家計而起口角。

這個冬蟲夏草的價格也很昂貴。如果我再「浪費」，則恐怕不僅是女兒，連我的家庭都會破碎了。

但是，我認爲解救女兒，是上天賦予我的使命。再這麼下去，女兒也不可能好轉。即使家庭再破碎，我也要盡全力救她。於是，以飛蛾撲火的姿態，瞞著丈夫購買冬蟲夏草。

發作停止發疹消失

我想，如果女兒看到真的冬蟲夏草，可能會覺得噁心，不想服用。因此，趁她不在時，事先煎煮好。煎煮過的冬蟲夏草，沒有什麼異味，不會讓人想像成一條蟲。女兒也毫無抵抗的喝下它。我心中祈禱這是有效的藥物。

服用一週後，女兒的身體出現了變化。發作次數減少。於是，停止服用其他的藥物，只服用冬蟲夏草。兩個月以後，發作停止，發疹消失。

最讓我感到高興的是，女兒恢復了元氣，重新展露笑顏，回到與再發前完全相同的狀態。現在，很有元氣的上幼稚園了。丈夫也感到很欣慰。

我對冬蟲夏草充滿感謝之心。據說它具有滋養强壯等的作用。不僅是女兒，我和丈夫也喝，它已經成爲我們家的「守護神」了。

真的是感激不盡。

超過五十歲却能早上勃起

村田武（公司幹部）

對於女性的收集情報之能力，我真的是要脱帽致敬了。

前些日子，下班回家後，妻子遞給我「妙水」。只說叫我喝下它。

詢問之後，才知道那是煎煮過的冬蟲夏草，據說有滋養強壯、增强精力的作用。

我因爲工作忙碌，回家後，疲憊萬分，倒頭就睡。和妻子之間已經好久不曾有過性生活了。妻子見到我這個樣子，就去翻閱健康雜誌，而知道這種東西的存在。

我不好意思拒絕，只好一杯全部喝光，這天就倒頭大睡。當時，並不覺得身體有什麼變化。但是，翌日早上卻令我大吃一驚。

已經好久不曾有這種起床時清爽的感覺了，而且「早晨勃起」了。對於過了五十歲的我而言，這是很久不曾有過的事情。

這天就瞞著此事，出門上班去了。

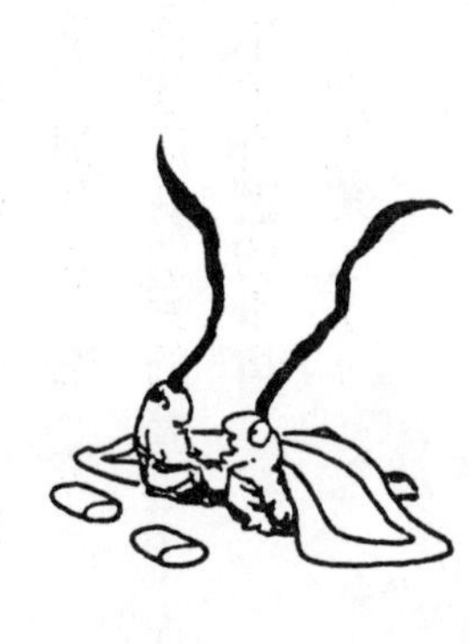

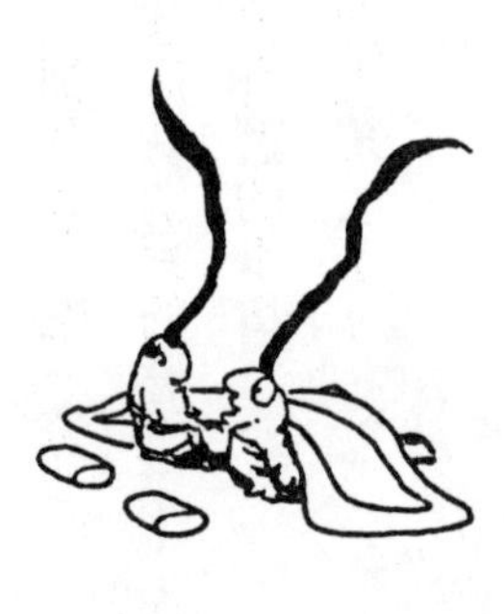

而妻子也不想確信我會「恢復」能力，兩人擺出持久戰的姿態。

兩天後，我們夫妻再次回到春天的生活。就好像年輕十歲似的。不僅是夜晚的性生活，連白天的工作也能愉快的勝任，而且，不論晝夜如何辛苦的工作，第二天早上都會出現勃起的現象。

此外，以往一到夏天就會罹患夏日懶散症，非常的消瘦，然而，現在卻能夠充滿元氣，很有食慾的度過夏天。

看到我的這種變化，妻子感到十分的安慰。

以往，「年輕」這個字眼，似乎與我無關。但是，拜冬蟲夏草之賜，我又能夠再度享受青春了。若說世界上有「不老長春藥」，則冬蟲夏草當之無愧。

和「冬蟲夏草」一起達到世界的頂點——渡邊雄二（職業拳擊手）

並非我自吹自擂，但是，我認爲在一些職業運動當中，拳擊算是較嚴苛的一種運動。

首先就是如果不能夠站在大世界頂點，則休想靠拳擊混飯吃。雖說是職業拳擊手，但是在第一名以下的人，必須要做其他的工作，取得收入，在比賽時，再進行調整才行。

雖說是比賽，也不像棒球或足球那般的經常舉行。可能會隔數個月才參加一戰。勝的話，就到天堂，失敗了，就到地獄，沒有任何的妥協或融通，因此，內心充滿壓力與緊張。

即使拚命累積練習，但是這卻是孤獨的自己與自己的作戰。工作結束後，從傍晚開始的訓練，再怎麼進行，也覺得不夠。經常要磨練技巧，要增强體力，因此，一定要徹底的鍛鍊身體。同時，最重要的是，要擁有戰勝的自信。

但是，有時過於盡力，在第二天的訓練時，則有力不從心的感覺。即使再怎麼的鍛鍊，仍有界限存在。持續多日嚴格的訓練，當然會產生疲勞。身體無法隨心所欲的展現行動，就會產生精神的焦慮。勉强使用身體時，又會造成更多的疲勞，出現惡性循環。

疲勞不會殘留到次日

服用冬蟲夏草之後，不再出現這種情形，能夠拿出一〇〇%的力量來練習，第二天也不會殘留疲勞感。也就是說，能夠隨心所欲的朝著自己的目標不斷的進行訓練。

此外，在接近比賽時，開始減肥，如果是以前，身體會很沈重，然而現在不再有這種情形。經常能夠保持最佳狀態，而且自己當然也能夠藉此而擁有屹立不搖的自信。

以往嘗試過各種健康食品與漢方藥，但是都不見效果。當別人介紹我服用冬蟲夏草時，我還是不屑一顧。不過，後來才發現它的驚人效果。

事實上，我連戰皆捷，能夠一氣呵成向世界的頂點挑戰。但是，在比賽中卻因爲水準、技術、精神力的差距等原因而吃了敗仗。到目前爲止所累積的自信，蕩然無存。其後的一段日子，什麼事都不想做。

這時，冬蟲夏草解救了我。現在它成爲我的伙伴。

持續服用冬蟲夏草之後，能夠全力進行訓練，覺得自己正在朝世界的頂點邁進了。

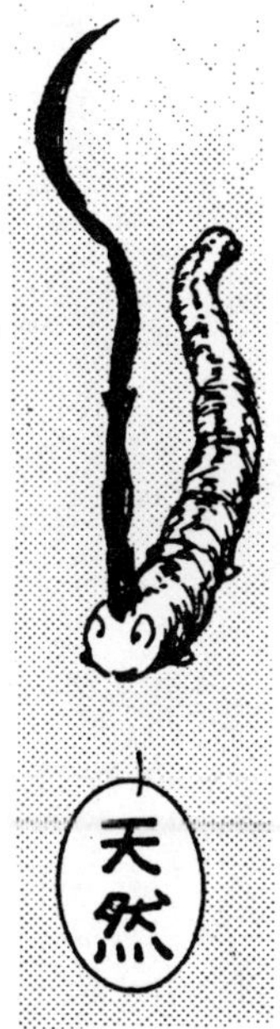

第 6 章

了解冬蟲夏草 Q & A

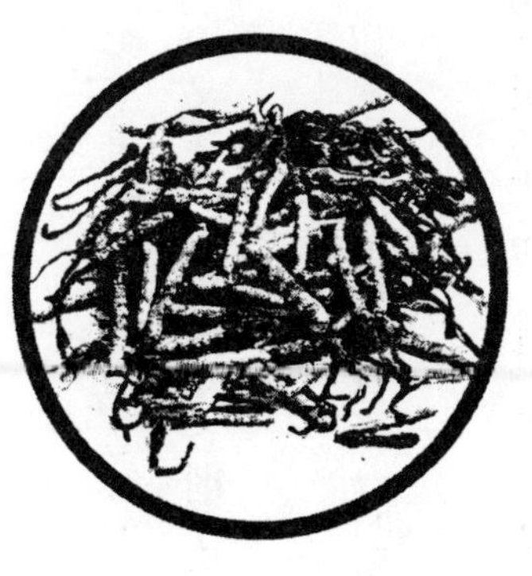

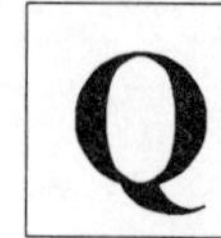

價格為何呢？

漢方給予人珍貴而又昂貴的印象，冬蟲夏草的情形如何呢？

A✲漢方不像市售的食品或藥品，已經設定好定價。基本上，多半是由中國大陸進口，以進口價格爲基礎，再來決定販賣價格。如果珍貴，藥效較高，而又難以採集的話，則在中國大陸的售價就很高，在國內，售價當然就更高了。

最近，在漢方市場的中國，也出現效果極差的不良品，卻以昂貴的價格銷售。一旦進口到國內，價格當然就更高了。

西藏產的冬蟲夏草也不例外。尤其在漢方中，這種被視爲高級的物品，有「上漢方」之稱，而且在中國政府也進行販賣、輸出的嚴格限制。西藏產以外的冬蟲夏草，也假借西藏產之名，以昂貴價格走私或秘密販賣。

真正西藏產的冬蟲夏草，價格約一百公克六萬日幣。在西藏採集的冬蟲夏草，於人事費用比日本更便宜的上海工廠製品化。而且因爲和中國政府簽訂了獨佔契約，能夠直接進口，因此，才能夠擁有這般的價格。

看起來好像昂貴，但是比起在香港、上海等地購買來得便宜。此外，和一部分藥效較淡的西藏產以外的冬蟲夏草相比，價格絕對不算昂貴。

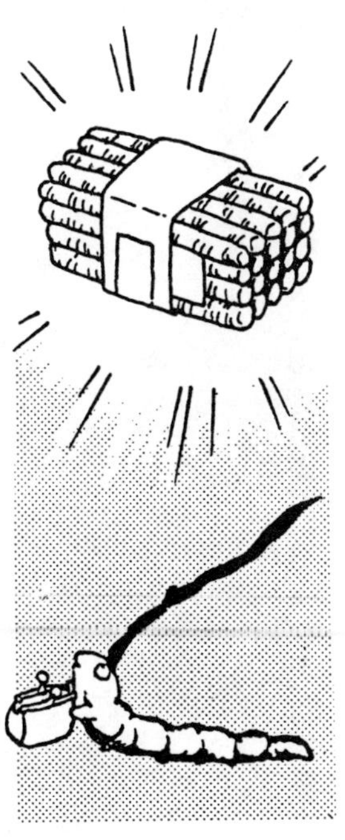

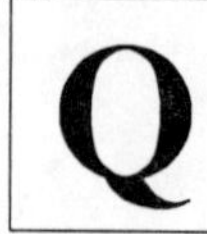

在漢方藥局買不到嗎？

經常聽到冬蟲夏草之名，具體而言，到哪裡去買較好呢？

A✻想買漢方的話，最初總是會想到漢方藥局。但是，經由正規管道進口的西藏產的冬蟲夏草，在日本漢方藥局買不到。當然，一般藥局和其他的店也沒有賣。現在只是以由廣州貿易利用直銷的方式來提供。

理由有二，首先是爲了管理品質。在上海工廠製品化的冬蟲夏草，基本上，要在設備完善的地位保管，只有必要量會空運到日本。如果擺在店頭，會使品質劣化，或變得陳舊，因此要極力避免。

第二點是爲了以更便宜的價格提供給大衆。如果透過批發店或代理店，更會抬高價格。原本已經高級、高價的冬蟲夏草，價格會變得更貴。最後，可能會演變成有錢人的專利品，這是我不希望見到的結果。

希望更多的人服用冬蟲夏草，得到更多的效果。因此，採直銷方式。但是，這個方法，卻具有無法公開展示的缺點，很多人看不到。此外，很多人對於郵購的物品，在品質上產生不安感。

不過，只要真的體驗過冬蟲夏草的好處，這些問題都能迎刃而解。

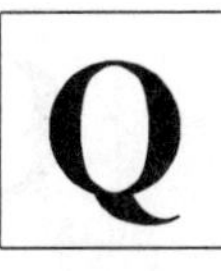

一組為幾天份？

說到漢方，到底要服用多少分量，自己都不知道，有沒有具體的標準呢？

A✻先前已經探討過了。冬蟲夏草如果不煎煮服用，就無效。直接吃，或研磨成粉末，都無法抽出有效成分。

不過，如果煎煮方法不對，煎汁太濃，效果太强。雖其本身不具危險性，但是，兒童服用後，可能夜晚無法成眠，而早上又像平常一樣醒來，會減少睡眠時間，感覺睏倦。因此，效果不必太强。因爲珍貴，且價格昂貴，故其量要有效使用。

如果加太多水煎煮，當然有效成分也會變淡。以比率而言，是一公升的水使用四～五公克的冬蟲夏草爲適量。實際煎煮時，盡量用較大的鍋，使用大量的水較好。一次煎煮的冬蟲夏草量越多的話，效果越大。

煎煮成適量的冬蟲夏草，要於一週内喝完，因此，一組（一百公克）約爲六週的分量。不過，煎煮好的冬蟲夏草，隔了一段時間之後，效果會減退。因此，要儘早喝完。

Q 有沒有不能夠一起喝或一起吃的東西？

經常聽到「××與××同時吃會中毒」，對冬蟲夏草而言，有沒有這個忌諱呢？

A✻像鰻魚、梅乾等一起食用，對身體有害。這類不良的搭配，也有不少存在於食品界。在食物汎濫的今日，事實上，這是相當麻煩的問題。但是，先人的智慧，早已經知道了這些問題。

在這一點上，冬蟲夏草就沒有這一類的「天敵」存在。因此，服用之後，不必擔心什麼食物不能吃，也不必擔心加入料理中的問題。只要感覺好像喝水或喝茶一樣，納入日常的飲食生活中即可。

不過，不僅是冬蟲夏草，對於許多漢方而言，皆是如此，有些食品會抹煞掉有效成分。在第四章也爲各位探討過，像蘿蔔就是這種食品。也許有些人感到很意外，但是蘿蔔中含有會使煎煮的漢方成爲水的成分。

當然，蘿蔔本身對身體很好，在日本，自古以來，就被當成預防感冒的物質加以利用，營養價值也很高。所以，很多人不會認爲服用漢方就不能吃蘿蔔。當然，即使一併攝入體內，也絕對無害，但是，爲了讓漢方，尤其是冬蟲夏草的藥效得以充分發揮，應該要使其有效的發揮作用。因此，服用冬蟲夏草後，最好經過一段時間之後再吃蘿蔔。

在日本，也許很多人不具這方面的常識，然而在漢方本場的中國，這已經是一般人所知的常識了。

現在掀起所謂的漢方熱，可是，如果不培養正確的知識，則以真正的意義來說，漢方難以在日本立足。

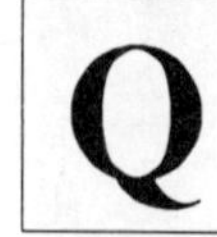

如果不每天服用就無效嗎？

提及漢方，給予我的印象，則是如果要得到效果，就要花很長的時間。冬蟲夏草是否要持續的服用才能夠奏效呢？

A✽這幾年來，漢方迅速的滲透在我們的生活中。其受人歡迎的最大原因，就是效果溫和。

例如，開始感冒時所服用的葛根湯，不同於一般的感冒藥，能夠自然的治好身體，而且沒有副作用，身體也不會殘留倦怠感或沈重感。會讓你產生一種「不知什麼時候就治好了」的感覺。這是一般藥品所不具備的感覺。

不過，反過來說，這種漢方的特性，要產生效果，確實要花較長的時間。如果希望趕快退燒，就不適合使用漢方了。

然而，冬蟲夏草具有漢方特有的持久性，同時，也具有即效性。依體質的不同，當然到效果出現爲止的時間具有個別差異。但是，服用後的第二天，身體感覺輕盈，甚至會出現好久不曾有過的「早晨勃起」的現象。

嚴格說起來，冬蟲夏草並非是要每天服用才能夠產生效果的藥物。但是，經由長久持續服用，能夠鞏固體質，有助於成人病等的預防。亦即配合個人的必要來服用。然而如果要提高神奇的效果，則最好每天持續服用。

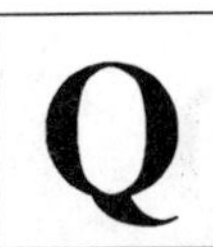

不煎煮，直接吃會變成什麼情況呢？

我認為與其煎煮服用，還不如直接吃，更具效果……。

A✲在此，請各位想一想肥皂。在使用肥皂時，如果不使用冷水或熱水，而直接摩擦手或身體時，會變成何種情況呢？不會溶解，摩擦肌膚，也只會使肌膚發紅而已。無法發揮肥皂原有的作用。只不過好像「石頭般的東西」罷了。這是因爲以這種方法無法抽出肥皂中能夠清潔身體的成分所致。

相信沒有人會以這種方法來使用肥皂吧！同樣的，對冬蟲夏草而言，情形亦然。冬蟲夏草的確含有很多對身體有效的成分。但是直接吃，無法抽出這些有效的成分。即使直接攝入體內，也無法分解而排出體外，實在是非常的浪費。幾乎無法產生藥效。

也就是說，很多漢方都是如此。例如冬蟲夏草，也必須藉著加熱，才能夠抽出成分，讓身體吸收。但是，煎煮過後的冬蟲夏草，可以食用，具有藥效。如果不想整個吃，則切碎後再食用亦可。

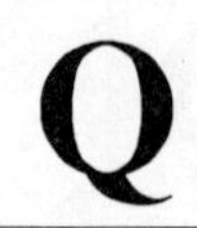

除了西藏產的冬蟲夏草以外，其他都不可以嗎？

在日本，也可以採集到冬蟲夏草，是否不具藥效呢？

A✻冬蟲夏草是指寄生於昆蟲或蜘蛛等動物體內的菌類的總稱，並不單指西藏產的寄生於蝙蝠蛾的冬蟲夏草。事實上數目很多，目前已經發現了二二六種。

令人感到驚訝的是，半數都是在日本發現的。亦即日本可以說是「冬蟲夏草大國」。

擁有原生林的山形縣，是冬蟲夏草的寶庫。最近，在琉球等地也有所發現，成爲話題。甚至也出現在一般民家的庭院中。

冬蟲夏草的棲息，受到環境很大的影響。在人工開發或進行破壞的場所，難以發現。反過來說，這表示日本還存在很多的「自然」。這麼珍貴的「資源」，爲了日本的將來，一定要加以重視。

不過，遺憾的是，據說日本產的冬蟲夏草，藥效很弱，爲西藏產的十分之一而已。以生藥的觀點來看，還是得依賴西藏產的冬蟲夏草。

在第二章中也說及，本場中國，冬蟲夏草的棲息地不只是西藏而已，在雲南、四川等地，也可以採集到除了寄生於蝙蝠蛾以外的冬蟲夏草。但是，就藥效而言，還是西藏產的最好。

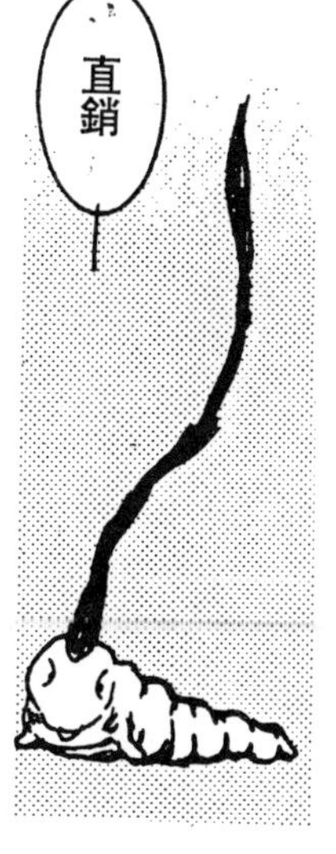

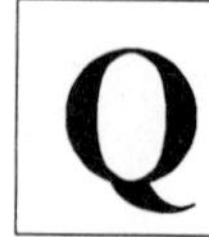

無法進行人工栽培嗎？

在科學萬能的今日，珍貴的冬蟲夏草，能否以人工栽培的方式來大量生產呢？

A✽當然，我們也曾想過珍貴的冬蟲夏草能否利用人工方式加以栽培。事實上，在中國也出現人工栽培事業。亦即打算製造出冬蟲夏草的普及品。如果能夠和天然的冬蟲夏草一樣，甚至賣到更高的價格，當然，就能成爲成功的事業。

但是，中國的冬蟲夏草研究家沈南榮副教授否定其藥效。根據他的說明：「人工栽培的冬蟲夏草，並不是冬蟲夏草。」的確，使用現在的技術，使菌類寄生在蟲或蜘蛛體內，學名爲「冬蟲夏草」的人工栽培方式，的確是可以辦到。但是，與西藏產的天然冬蟲夏草相比，效力極差，甚至完全没有藥效。

關於這一點，請各位想想平日我們所吃的蔬菜。當然，目前市售的蔬菜，已經以銷售爲目的，利用人工方式大量生產。習慣於這種味道的我們，可能覺得美味。但是，在鄉下吃過無農藥栽培的蔬菜，不論顏色、形狀、味道，都大不相同。當然，與一味追求外觀美麗的市售蔬菜相比，營養成分也比較豐富。一旦吃過之後，很多人就不願意再吃市售的蔬菜了。

關於冬蟲夏草方面，也是如此。如果能夠得到價格昂貴的真正冬蟲夏草，體驗到它真正的效果，相信各位就能夠了解。

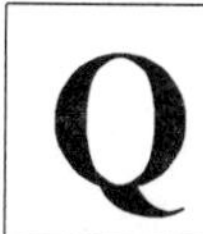

不能作成加工食品嗎？

煎煮很麻煩，能否以錠劑或口服液的方式將其商品化呢？

A✻最近，含有維他命C或胡蘿蔔素、食物纖維等營養素的加工食品增加很多。健康飲料、清涼飲料、點心中，似乎也含有這些成分。

對於難以攝取到，或有慢性缺乏現象的物質而言，這的確是方便攝取的方法。不必大量的吃蔬菜，購買這些製品，就能夠使這些營養成分進入體內。不過，相反的，即使利用這些物質補充不足的分量，與真正的蔬菜相比，營養分還是不夠，這已經是一般常識了。先前也提及目前的蔬菜到底含有多少營養素，也是一個疑問。對加工食品而言，也是如此。

對冬蟲夏草來說，情形亦同。的確，如果要煎煮服用，還不如將它煎煮成商品販賣，以方便使用。但是，煎煮的物質，在一週內，藥效就會消失。如果爲了長期保存，加入保存料等加工品的話，又會使效力減半。假設製成口服液，直接攝取，想要得到同樣的效果，恐怕需要三十～五十倍的冬蟲夏草。這麼珍貴的東西，當然要避免這種浪費之舉。

同樣的，作成錠劑或其他的加工法亦然。立即爲了有效的發揮天然成分的作用，儘量要以天然的方式來攝取。

可以自己前往中國購買嗎？

要到中國旅行，可在那兒購買嗎？在什麼地方可以買到呢？

A✻隨著漢方潮流，很多中國旅行團都經由企畫而出現了。但是，各位首先要注意到的就是「採購團」。對於中國惡德的賣主來說，「有錢」的日本人是最好的攻擊目標。而且因不具豐富的知識，很容易受騙上當。

當然，也有本著良心做事販賣真品的店。但是不易分辨。

關於西藏產的冬蟲夏草，在第三章中已經敘述過了。受到中國政府嚴格的限制，允許銷售的只有香港和台灣的一部分企業，以及廣州貿易。在中國國內，被視爲貴重品，個人能夠銷售的量也受到限制。

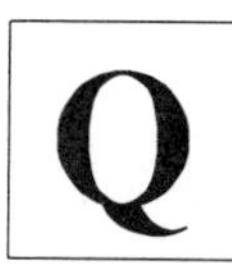

西藏產的冬蟲夏草不會滅絕嗎？

趁著冬蟲夏草熱大量採購，是否西藏產的冬蟲夏草就會消失了呢？

A✻現代的世界，有很多瀕臨危機的動植物。探討其要因，大致可分爲以下兩類。

其一是由於人類破壞環境和胡亂開發所造成的。剝奪了動植物居住的場所，危及它們的生存。但是，關於西藏產的冬蟲夏草的問題就不用擔心了。雖說是西藏，但是冬蟲夏草棲息的環境，是在標高三千公尺～五千公尺的嚴寒之地，當然不是人類能夠加以破壞或開發的場所。不但沒有人居住，就算是當地人，也很少進入該地區。

由當地人負責採集，完全不使用機械，只依賴眼睛和手。即使如此，現在一年也只能採集五噸而已。今後，仍然以此為界限，依然能夠採集到這些量，故不用擔心會絕種。

如果真的面臨絕種，那也是天地變異的環境變化所致。

像太古的恐龍例子一樣，動植物對環境的變化十分敏感。

但是，考慮到菌類與昆蟲的勇猛，只要沒有這麼大的變化，是不至於絕種的。想想能夠持續棲息四千年的「實績」，就可以了解其强韌力量了。今後，也許量多少會增減，但是應該不至於枯竭。

如果真的出現會使冬蟲夏草生態受到影響的大環境變化的話，那麼，首先滅種的應該就是人類。

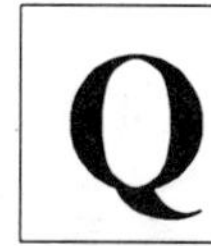

有沒有好的保存方法？

一百公克約可以製成六週的份量，煎煮一週份之後，計算還會留下相當多的量。剩餘的冬蟲夏草該如何保管？

A✽一週內使用的標準爲十五公克。如果是一百公克的話，當然還會剩下八十五公克。剩餘的冬蟲夏草的保存法，就是把冬蟲夏草放在塑膠袋中，置於冰箱中保存。

在常溫下保存也沒有問題，但是，必須注意陽光的直射和濕氣的問題。有時候，藥效可能會因此而遭到破壞。原本冬蟲夏草是「頑强」的東西。只要維持普通常識的保存法，就不必過於神經質了。通常能夠保存二年。

Q 真品與膺品的分辨法為何？

好不容易花了昂貴的金錢購買冬蟲夏草，却無法產生期待的藥效，是否有方法能夠分辨真品與膺品呢？

A✽前面已經提及，掀起旋風的冬蟲夏草，也出現很多的「膺品」。

判斷真品或膺品，首先要以價格爲標準。如果是一百公克只要在二～三萬日幣就能買到的便宜貨，就必須懷疑了。

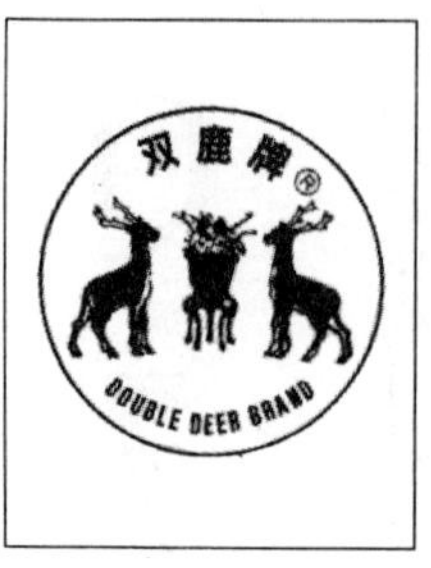

但是，最近也出現以高價販賣膺品的業者，因此，光靠這種選擇的標準仍然不夠。

最好是看看有沒有打上中國的政府公認的標記。現在，經由中國政府公認而在日本銷售的冬蟲夏草，就只有廣州貿易一家而已。商品標記如下所示。

大展出版社有限公司
品冠文化出版社

圖書目錄

地址：台北市北投區（石牌）
致遠一路二段 12 巷 1 號
郵撥：01669551＜大展＞
19346241＜品冠＞
電話：(02) 28236031
28236033
28233123
傳真：(02) 28272069

・熱門新知・品冠編號 67

1. 圖解基因與 DNA （精） 中原英臣主編 230 元
2. 圖解人體的神奇 （精） 米山公啟主編 230 元
3. 圖解腦與心的構造 （精） 永田和哉主編 230 元
4. 圖解科學的神奇 （精） 鳥海光弘主編 230 元
5. 圖解數學的神奇 （精） 柳 谷 晃著 250 元
6. 圖解基因操作 （精） 海老原充主編 230 元
7. 圖解後基因組 （精） 才園哲人著 230 元
8. 圖解再生醫療的構造與未來 才園哲人著 230 元
9. 圖解保護身體的免疫構造 才園哲人著 230 元
10. 90 分鐘了解尖端技術的結構 志村幸雄著 280 元

・名人選輯・品冠編號 671

1. 佛洛伊德 傅陽主編 200 元

・圍棋輕鬆學・品冠編號 68

1. 圍棋六日通 李曉佳編著 160 元
2. 布局的對策 吳玉林等編著 250 元
3. 定石的運用 吳玉林等編著 280 元

・象棋輕鬆學・品冠編號 69

1. 象棋開局精要 方長勤審校 280 元

・生活廣場・品冠編號 61

1. 366 天誕生星 李芳黛譯 280 元
2. 366 天誕生花與誕生石 李芳黛譯 280 元
3. 科學命相 淺野八郎著 220 元
4. 已知的他界科學 陳蒼杰譯 220 元
5. 開拓未來的他界科學 陳蒼杰譯 220 元
6. 世紀末變態心理犯罪檔案 沈永嘉譯 240 元

7. 366天開運年鑑　林廷宇編著　230元
8. 色彩學與你　野村順一著　230元
9. 科學手相　淺野八郎著　230元
10. 你也能成為戀愛高手　柯富陽編著　220元
11. 血型與十二星座　許淑瑛編著　230元
12. 動物測驗—人性現形　淺野八郎著　200元
13. 愛情、幸福完全自測　淺野八郎著　200元
14. 輕鬆攻佔女性　趙奕世編著　230元
15. 解讀命運密碼　郭宗德著　200元
16. 由客家了解亞洲　高木桂藏著　220元

・女醫師系列・品冠編號 62

1. 子宮內膜症　國府田清子著　200元
2. 子宮肌瘤　黑島淳子著　200元
3. 上班女性的壓力症候群　池下育子著　200元
4. 漏尿、尿失禁　中田真木著　200元
5. 高齡生產　大鷹美子著　200元
6. 子宮癌　上坊敏子著　200元
7. 避孕　早乙女智子著　200元
8. 不孕症　中村春根著　200元
9. 生理痛與生理不順　堀口雅子著　200元
10. 更年期　野末悅子著　200元

・傳統民俗療法・品冠編號 63

1. 神奇刀療法　潘文雄著　200元
2. 神奇拍打療法　安在峰著　200元
3. 神奇拔罐療法　安在峰著　200元
4. 神奇艾灸療法　安在峰著　200元
5. 神奇貼敷療法　安在峰著　200元
6. 神奇薰洗療法　安在峰著　200元
7. 神奇耳穴療法　安在峰著　200元
8. 神奇指針療法　安在峰著　200元
9. 神奇藥酒療法　安在峰著　200元
10. 神奇藥茶療法　安在峰著　200元
11. 神奇推拿療法　張貴荷著　200元
12. 神奇止痛療法　漆 浩 著　200元
13. 神奇天然藥食物療法　李琳編著　200元
14. 神奇新穴療法　吳德華編著　200元
15. 神奇小針刀療法　韋丹主編　200元

・常見病藥膳調養叢書・品冠編號 631

1. 脂肪肝四季飲食　蕭守貴著　200 元
2. 高血壓四季飲食　秦玖剛著　200 元
3. 慢性腎炎四季飲食　魏從強著　200 元
4. 高脂血症四季飲食　薛輝著　200 元
5. 慢性胃炎四季飲食　馬秉祥著　200 元
6. 糖尿病四季飲食　王耀獻著　200 元
7. 癌症四季飲食　李忠著　200 元
8. 痛風四季飲食　魯焰主編　200 元
9. 肝炎四季飲食　王虹等著　200 元
10. 肥胖症四季飲食　李偉等著　200 元
11. 膽囊炎、膽石症四季飲食　謝春娥著　200 元

・彩色圖解保健・品冠編號 64

1. 瘦身　主婦之友社　300 元
2. 腰痛　主婦之友社　300 元
3. 肩膀痠痛　主婦之友社　300 元
4. 腰、膝、腳的疼痛　主婦之友社　300 元
5. 壓力、精神疲勞　主婦之友社　300 元
6. 眼睛疲勞、視力減退　主婦之友社　300 元

・休閒保健叢書・品冠編號 641

1. 瘦身保健按摩術　聞慶漢主編　200 元
2. 顏面美容保健按摩術　聞慶漢主編　200 元

・心 想 事 成・品冠編號 65

1. 魔法愛情點心　結城莫拉著　120 元
2. 可愛手工飾品　結城莫拉著　120 元
3. 可愛打扮 & 髮型　結城莫拉著　120 元
4. 撲克牌算命　結城莫拉著　120 元

・少 年 偵 探・品冠編號 66

1. 怪盜二十面相　（精）　江戶川亂步著　特價 189 元
2. 少年偵探團　（精）　江戶川亂步著　特價 189 元
3. 妖怪博士　（精）　江戶川亂步著　特價 189 元
4. 大金塊　（精）　江戶川亂步著　特價 230 元
5. 青銅魔人　（精）　江戶川亂步著　特價 230 元
6. 地底魔術王　（精）　江戶川亂步著　特價 230 元
7. 透明怪人　（精）　江戶川亂步著　特價 230 元

8. 怪人四十面相 （精） 江戶川亂步著 特價 230 元
9. 宇宙怪人 （精） 江戶川亂步著 特價 230 元
10. 恐怖的鐵塔王國 （精） 江戶川亂步著 特價 230 元
11. 灰色巨人 （精） 江戶川亂步著 特價 230 元
12. 海底魔術師 （精） 江戶川亂步著 特價 230 元
13. 黃金豹 （精） 江戶川亂步著 特價 230 元
14. 魔法博士 （精） 江戶川亂步著 特價 230 元
15. 馬戲怪人 （精） 江戶川亂步著 特價 230 元
16. 魔人銅鑼 （精） 江戶川亂步著 特價 230 元
17. 魔法人偶 （精） 江戶川亂步著 特價 230 元
18. 奇面城的秘密 （精） 江戶川亂步著 特價 230 元
19. 夜光人 （精） 江戶川亂步著 特價 230 元
20. 塔上的魔術師 （精） 江戶川亂步著 特價 230 元
21. 鐵人Q （精） 江戶川亂步著 特價 230 元
22. 假面恐怖王 （精） 江戶川亂步著 特價 230 元
23. 電人M （精） 江戶川亂步著 特價 230 元
24. 二十面相的詛咒 （精） 江戶川亂步著 特價 230 元
25. 飛天二十面相 （精） 江戶川亂步著 特價 230 元
26. 黃金怪獸 （精） 江戶川亂步著 特價 230 元

・武 術 特 輯・大展編號 10

1. 陳式太極拳入門 馮志強編著 180 元
2. 武式太極拳 郝少如編著 200 元
3. 中國跆拳道實戰 100 例 岳維傳著 220 元
4. 教門長拳 蕭京凌編著 150 元
5. 跆拳道 蕭京凌編譯 180 元
6. 正傳合氣道 程曉鈴譯 200 元
7. 實用雙節棍 吳志勇編著 200 元
8. 格鬥空手道 鄭旭旭編著 200 元
9. 實用跆拳道 陳國榮編著 200 元
10. 武術初學指南 李文英、解守德編著 250 元
11. 泰國拳 陳國榮著 180 元
12. 中國式摔跤 黃 斌編著 180 元
13. 太極劍入門 李德印編著 180 元
14. 太極拳運動 運動司編 250 元
15. 太極拳譜 清・王宗岳等著 280 元
16. 散手初學 冷 峰編著 200 元
17. 南拳 朱瑞琪編著 180 元
18. 吳式太極劍 王培生著 200 元
19. 太極拳健身與技擊 王培生著 250 元
20. 秘傳武當八卦掌 狄兆龍著 250 元
21. 太極拳論譚 沈 壽著 250 元
22. 陳式太極拳技擊法 馬 虹著 250 元

23. 二十四式 三十二式 太極 拳 劍　闞桂香著　180 元
24. 楊式秘傳 129 式太極長拳　張楚全著　280 元
25. 楊式太極拳架詳解　林炳堯著　280 元
26. 華佗五禽劍　劉時榮著　180 元
27. 太極拳基礎講座：基本功與簡化 24 式　李德印著　250 元
28. 武式太極拳精華　薛乃印著　200 元
29. 陳式太極拳拳理闡微　馬　虹著　350 元
30. 陳式太極拳體用全書　馬　虹著　400 元
31. 張三豐太極拳　陳占奎著　200 元
32. 中國太極推手　張　山主編　300 元
33. 48 式太極拳入門　門惠豐編著　220 元
34. 太極拳奇人奇功　嚴翰秀編著　250 元
35. 心意門秘籍　李新民編著　220 元
36. 三才門乾坤戊己功　王培生編著　220 元
37. 武式太極劍精華＋VCD　薛乃印編著　350 元
38. 楊式太極拳　傅鐘文演述　200 元
39. 陳式太極拳、劍 36 式　闞桂香編著　250 元
40. 正宗武式太極拳　薛乃印著　220 元
41. 杜元化＜太極拳正宗＞考析　王海洲等著　300 元
42. ＜珍貴版＞陳式太極拳　沈家楨著　280 元
43. 24 式太極拳＋VCD　中國國家體育總局著　350 元
44. 太極推手絕技　安在峰編著　250 元
45. 孫祿堂武學錄　孫祿堂著　300 元
46. ＜珍貴本＞陳式太極拳精選　馮志強著　280 元
47. 武當趙堡太極拳小架　鄭悟清傳授　250 元
48. 太極拳習練知識問答　邱丕相主編　220 元
49. 八法拳 八法槍　武世俊著　220 元
50. 地趟拳＋VCD　張憲政著　350 元
51. 四十八式太極拳＋DVD　楊　靜演示　400 元
52. 三十二式太極劍＋VCD　楊　靜演示　300 元
53. 隨曲就伸 中國太極拳名家對話錄　余功保著　300 元
54. 陳式太極拳五功八法十三勢　闞桂香著　200 元
55. 六合螳螂拳　劉敬儒等著　280 元
56. 古本新探華佗五禽戲　劉時榮編著　180 元
57. 陳式太極拳養生功＋VCD　陳正雷著　350 元
58. 中國循經太極拳二十四式教程　李兆生著　300 元
59. ＜珍貴本＞太極拳研究　唐豪・顧留馨著　250 元
60. 武當三豐太極拳　劉嗣傳著　300 元
61. 楊式太極拳體用圖解　崔仲三編著　400 元
62. 太極十三刀　張耀忠編著　230 元
63. 和式太極拳譜＋VCD　和有祿編著　450 元
64. 太極內功養生術　關永年著　300 元
65. 養生太極推手　黃康輝編著　280 元
66. 太極推手祕傳　安在峰編著　300 元

67. 楊少侯太極拳用架真詮 李璉編著 280 元
68. 細說陰陽相濟的太極拳 林冠澄著 350 元
69. 太極內功解祕 祝大彤編著 280 元
70. 簡易太極拳健身功 王建華著 180 元
71. 楊氏太極拳真傳 趙斌等著 380 元
72. 李子鳴傳梁式直趟八卦六十四散手掌 張全亮編著 200 元
73. 炮捶 陳式太極拳第二路 顧留馨著 330 元
74. 太極推手技擊傳真 王鳳鳴編著 300 元
75. 傳統五十八式太極劍 張楚全編著 200 元
76. 新編太極拳對練 曾乃梁編著 280 元
77. 意拳拳學 王薌齋創始 280 元
78. 心意拳練功竅要 馬琳璋著 300 元
79. 形意拳搏擊的理與法 買正虎編著 300 元
80. 拳道功法學 李玉柱編著 300 元
81. 精編陳式太極拳拳劍刀 武世俊編著 300 元
82. 現代散打 梁亞東編著 200 元
83. 形意拳械精解（上） 邸國勇編著 480 元
84. 形意拳械精解（下） 邸國勇編著 480 元

・彩色圖解太極武術・大展編號 102

1. 太極功夫扇 李德印編著 220 元
2. 武當太極劍 李德印編著 220 元
3. 楊式太極劍 李德印編著 220 元
4. 楊式太極刀 王志遠著 220 元
5. 二十四式太極拳（楊式）＋VCD 李德印編著 350 元
6. 三十二式太極劍（楊式）＋VCD 李德印編著 350 元
7. 四十二式太極劍＋VCD 李德印編著 350 元
8. 四十二式太極拳＋VCD 李德印編著 350 元
9. 16 式太極拳 18 式太極劍＋VCD 崔仲三著 350 元
10. 楊氏 28 式太極拳＋VCD 趙幼斌著 350 元
11. 楊式太極拳 40 式＋VCD 宗維潔編著 350 元
12. 陳式太極拳 56 式＋VCD 黃康輝等著 350 元
13. 吳式太極拳 45 式＋VCD 宗維潔編著 350 元
14. 精簡陳式太極拳 8 式、16 式 黃康輝編著 220 元
15. 精簡吳式太極拳＜36 式拳架・推手＞ 柳恩久主編 220 元
16. 夕陽美功夫扇 李德印著 220 元
17. 綜合 48 式太極拳＋VCD 竺玉明編著 350 元
18. 32 式太極拳（四段） 宗維潔演示 220 元
19. 楊氏 37 式太極拳＋VCD 趙幼斌著 350 元
20. 楊氏 51 式太極劍＋VCD 趙幼斌著 350 元

・國際武術競賽套路・大展編號 103

1. 長拳　李巧玲執筆　220 元
2. 劍術　程慧琨執筆　220 元
3. 刀術　劉同為執筆　220 元
4. 槍術　張躍寧執筆　220 元
5. 棍術　殷玉柱執筆　220 元

・簡化太極拳・大展編號 104

1. 陳式太極拳十三式　陳正雷編著　200 元
2. 楊式太極拳十三式　楊振鐸編著　200 元
3. 吳式太極拳十三式　李秉慈編著　200 元
4. 武式太極拳十三式　喬松茂編著　200 元
5. 孫式太極拳十三式　孫劍雲編著　200 元
6. 趙堡太極拳十三式　王海洲編著　200 元

・導引養生功・大展編號 105

1. 疏筋壯骨功＋VCD　張廣德著　350 元
2. 導引保建功＋VCD　張廣德著　350 元
3. 頤身九段錦＋VCD　張廣德著　350 元
4. 九九還童功＋VCD　張廣德著　350 元
5. 舒心平血功＋VCD　張廣德著　350 元
6. 益氣養肺功＋VCD　張廣德著　350 元
7. 養生太極扇＋VCD　張廣德著　350 元
8. 養生太極棒＋VCD　張廣德著　350 元
9. 導引養生形體詩韻＋VCD　張廣德著　350 元
10. 四十九式經絡動功＋VCD　張廣德著　350 元

・中國當代太極拳名家名著・大展編號 106

1. 李德印太極拳規範教程　李德印著　550 元
2. 王培生吳式太極拳詮真　王培生著　500 元
3. 喬松茂武式太極拳詮真　喬松茂著　450 元
4. 孫劍雲孫式太極拳詮真　孫劍雲著　350 元
5. 王海洲趙堡太極拳詮真　王海洲著　500 元
6. 鄭琛太極拳道詮真　鄭琛著　450 元
7. 沈壽太極拳文集　沈壽著　630 元

・古代健身功法・大展編號 107

1. 練功十八法　蕭凌編著　200 元
2. 十段錦運動　劉時榮編著　180 元
3. 二十八式長壽健身操　劉時榮著　180 元
4. 三十二式太極雙扇　劉時榮著　160 元

・太極跤・大展編號 108

1. 太極防身術　郭慎著　300 元
2. 擒拿術　郭慎著　280 元
3. 中國式摔角　郭慎著　350 元

・原地太極拳系列・大展編號 11

1. 原地綜合太極拳 24 式　胡啟賢創編　220 元
2. 原地活步太極拳 42 式　胡啟賢創編　200 元
3. 原地簡化太極拳 24 式　胡啟賢創編　200 元
4. 原地太極拳 12 式　胡啟賢創編　200 元
5. 原地青少年太極拳 22 式　胡啟賢創編　220 元

・名師出高徒・大展編號 111

1. 武術基本功與基本動作　劉玉萍編著　200 元
2. 長拳入門與精進　吳彬等著　220 元
3. 劍術刀術入門與精進　楊柏龍等著　220 元
4. 棍術、槍術入門與精進　邱丕相編著　220 元
5. 南拳入門與精進　朱瑞琪編著　220 元
6. 散手入門與精進　張山等著　220 元
7. 太極拳入門與精進　李德印編著　280 元
8. 太極推手入門與精進　田金龍編著　220 元

・實用武術技擊・大展編號 112

1. 實用自衛拳法　溫佐惠著　250 元
2. 搏擊術精選　陳清山等著　220 元
3. 秘傳防身絕技　程崑彬著　230 元
4. 振藩截拳道入門　陳琦平著　220 元
5. 實用擒拿法　韓建中著　220 元
6. 擒拿反擒拿 88 法　韓建中著　250 元
7. 武當秘門技擊術入門篇　高翔著　250 元
8. 武當秘門技擊術絕技篇　高翔著　250 元
9. 太極拳實用技擊法　武世俊著　220 元
10. 奪凶器基本技法　韓建中著　220 元

11. 峨眉拳實用技擊法　吳信良著　300 元
12. 武當拳法實用制敵術　賀春林主編　300 元
13. 詠春拳速成搏擊術訓練　魏峰編著　元
14. 詠春拳高級格鬥訓練　魏峰編著　元

・中國武術規定套路・大展編號 113

1. 螳螂拳　中國武術系列　300 元
2. 劈掛拳　規定套路編寫組　300 元
3. 八極拳　國家體育總局　250 元
4. 木蘭拳　國家體育總局　230 元

・中華傳統武術・大展編號 114

1. 中華古今兵械圖考　裴錫榮主編　280 元
2. 武當劍　陳湘陵編著　200 元
3. 梁派八卦掌（老八掌）　李子鳴遺著　220 元
4. 少林 72 藝與武當 36 功　裴錫榮主編　230 元
5. 三十六把擒拿　佐藤金兵衛主編　200 元
6. 武當太極拳與盤手 20 法　裴錫榮主編　220 元
7. 錦八手拳學　楊永著　280 元
8. 自然門功夫精義　陳懷信編著　500 元
9. 八極拳珍傳　王世泉著　330 元
10. 通臂二十四勢　郭瑞祥主編　280 元

・少林功夫・大展編號 115

1. 少林打擂秘訣　德虔、素法編著　300 元
2. 少林三大名拳 炮拳、大洪拳、六合拳　門惠豐等著　200 元
3. 少林三絕 氣功、點穴、擒拿　德虔編著　300 元
4. 少林怪兵器秘傳　素法等著　250 元
5. 少林護身暗器秘傳　素法等著　220 元
6. 少林金剛硬氣功　楊維編著　250 元
7. 少林棍法大全　德虔、素法編著　250 元
8. 少林看家拳　德虔、素法編著　250 元
9. 少林正宗七十二藝　德虔、素法編著　280 元
10. 少林瘋魔棍闡宗　馬德著　250 元
11. 少林正宗太祖拳法　高翔著　280 元
12. 少林拳技擊入門　劉世君編著　220 元
13. 少林十路鎮山拳　吳景川主編　300 元
14. 少林氣功祕集　釋德虔編著　220 元
15. 少林十大武藝　吳景川主編　450 元
16. 少林飛龍拳　劉世君著　200 元
17. 少林武術理論　徐勤燕等著　200 元

・迷蹤拳系列・大展編號 116

1. 迷蹤拳（一）+VCD　李玉川編著　350 元
2. 迷蹤拳（二）+VCD　李玉川編著　350 元
3. 迷蹤拳（三）　李玉川編著　250 元
4. 迷蹤拳（四）+VCD　李玉川編著　580 元
5. 迷蹤拳（五）　李玉川編著　250 元
6. 迷蹤拳（六）　李玉川編著　300 元
7. 迷蹤拳（七）　李玉川編著　300 元
8. 迷蹤拳（八）　李玉川編著　300 元

・截拳道入門・大展編號 117

1. 截拳道手擊技法　舒建臣編著　230 元
2. 截拳道腳踢技法　舒建臣編著　230 元
3. 截拳道擒跌技法　舒建臣編著　230 元
4. 截拳道攻防技法　舒建臣編著　230 元
5. 截拳道連環技法　舒建臣編著　230 元

・道學文化・大展編號 12

1. 道在養生：道教長壽術　郝勤等著　250 元
2. 龍虎丹道：道教內丹術　郝勤著　300 元
3. 天上人間：道教神仙譜系　黃德海著　250 元
4. 步罡踏斗：道教祭禮儀典　張澤洪著　250 元
5. 道醫窺秘：道教醫學康復術　王慶餘等著　250 元
6. 勸善成仙：道教生命倫理　李剛著　250 元
7. 洞天福地：道教宮觀勝境　沙銘壽著　250 元
8. 青詞碧簫：道教文學藝術　楊光文等著　250 元
9. 沈博絕麗：道教格言精粹　朱耕發等著　250 元

・易學智慧・大展編號 122

1. 易學與管理　余敦康主編　250 元
2. 易學與養生　劉長林等著　300 元
3. 易學與美學　劉綱紀等著　300 元
4. 易學與科技　董光壁著　280 元
5. 易學與建築　韓增祿著　280 元
6. 易學源流　鄭萬耕著　280 元
7. 易學的思維　傅雲龍等著　250 元
8. 周易與易圖　李申著　250 元
9. 中國佛教與周易　王仲堯著　350 元
10. 易學與儒學　任俊華著　350 元
11. 易學與道教符號揭秘　詹石窗著　350 元

12. 易傳通論　王博著　250 元
13. 談古論今說周易　龐鈺龍著　280 元
14. 易學與史學　吳懷祺著　230 元
15. 易學與天文學　盧央著　230 元
16. 易學與生態環境　楊文衡著　230 元
17. 易學與中國傳統醫學　蕭漢明著　280 元
18. 易學與人文　羅熾等著　280 元

・神　算　大　師・大展編號 123

1. 劉伯溫神算兵法　應涵編著　280 元
2. 姜太公神算兵法　應涵編著　280 元
3. 鬼谷子神算兵法　應涵編著　280 元
4. 諸葛亮神算兵法　應涵編著　280 元

・鑑　往　知　來・大展編號 124

1. 《三國志》給現代人的啟示　陳羲主編　220 元
2. 《史記》給現代人的啟示　陳羲主編　220 元
3. 《論語》給現代人的啟示　陳羲主編　220 元
4. 《孫子》給現代人的啟示　陳羲主編　220 元
5. 《唐詩選》給現代人的啟示　陳羲主編　220 元
6. 《菜根譚》給現代人的啟示　陳羲主編　220 元
7. 《百戰奇略》給現代人的啟示　陳羲主編　250 元

・秘傳占卜系列・大展編號 14

1. 手相術　淺野八郎著　180 元
2. 人相術　淺野八郎著　180 元
3. 西洋占星術　淺野八郎著　180 元
4. 中國神奇占卜　淺野八郎著　150 元
5. 夢判斷　淺野八郎著　150 元
7. 法國式血型學　淺野八郎著　150 元
8. 靈感、符咒學　淺野八郎著　150 元
10. ESP 超能力占卜　淺野八郎著　150 元
11. 猶太數的秘術　淺野八郎著　150 元
13. 塔羅牌預言秘法　淺野八郎著　200 元

・趣味心理講座・大展編號 15

1. 性格測驗（1）　探索男與女　淺野八郎著　140 元
2. 性格測驗（2）　透視人心奧秘　淺野八郎著　140 元
3. 性格測驗（3）　發現陌生的自己　淺野八郎著　140 元
4. 性格測驗（4）　發現你的真面目　淺野八郎著　140 元

5. 性格測驗（5） 讓你們吃驚 淺野八郎著 140元
6. 性格測驗（6） 洞穿心理盲點 淺野八郎著 140元
7. 性格測驗（7） 探索對方心理 淺野八郎著 140元
8. 性格測驗（8） 由吃認識自己 淺野八郎著 160元
9. 性格測驗（9） 戀愛的心理 淺野八郎著 160元
10. 性格測驗（10）由裝扮瞭解人心 淺野八郎著 160元
11. 性格測驗（11）敲開內心玄機 淺野八郎著 140元
12. 性格測驗（12）透視你的未來 淺野八郎著 160元
13. 血型與你的一生 淺野八郎著 160元
14. 趣味推理遊戲 淺野八郎著 160元
15. 行為語言解析 淺野八郎著 160元

・婦幼天地・大展編號 16

1. 八萬人減肥成果 黃靜香譯 180元
2. 三分鐘減肥體操 楊鴻儒譯 150元
3. 窈窕淑女美髮秘訣 柯素娥譯 130元
4. 使妳更迷人 成 玉譯 130元
5. 女性的更年期 官舒妍編譯 160元
6. 胎內育兒法 李玉瓊編譯 150元
7. 早產兒袋鼠式護理 唐岱蘭譯 200元
9. 初次育兒 12 個月 婦幼天地編譯組 180元
10. 斷乳食與幼兒食 婦幼天地編譯組 180元
11. 培養幼兒能力與性向 婦幼天地編譯組 180元
12. 培養幼兒創造力的玩具與遊戲 婦幼天地編譯組 180元
13. 幼兒的症狀與疾病 婦幼天地編譯組 180元
14. 腿部苗條健美法 婦幼天地編譯組 180元
15. 女性腰痛別忽視 婦幼天地編譯組 150元
16. 舒展身心體操術 李玉瓊編譯 130元
17. 三分鐘臉部體操 趙薇妮著 160元
18. 生動的笑容表情術 趙薇妮著 160元
19. 心曠神怡減肥法 川津祐介著 130元
20. 內衣使妳更美麗 陳玄茹譯 130元
21. 瑜伽美姿美容 黃靜香編著 180元
22. 高雅女性裝扮學 陳珮玲譯 180元
23. 蠶糞肌膚美顏法 梨秀子著 160元
24. 認識妳的身體 李玉瓊譯 160元
25. 產後恢復苗條體態 居理安・芙萊喬著 200元
26. 正確護髮美容法 山崎伊久江著 180元
27. 安琪拉美姿養生學 安琪拉蘭斯博瑞著 180元
28. 女體性醫學剖析 增田豐著 220元
29. 懷孕與生產剖析 岡部綾子著 180元
30. 斷奶後的健康育兒 東城百合子著 220元
31. 引出孩子幹勁的責罵藝術 多湖輝著 170元

32. 培養孩子獨立的藝術	多湖輝著	170 元
34. 下半身減肥法	納他夏・史達賓著	180 元
35. 女性自然美容法	吳雅菁編著	180 元
36. 再也不發胖	池園悅太郎著	170 元
37. 生男生女控制術	中垣勝裕著	220 元
38. 使妳的肌膚更亮麗	楊　皓編著	170 元
39. 臉部輪廓變美	芝崎義夫著	180 元
40. 斑點、皺紋自己治療	高須克彌著	180 元
41. 面皰自己治療	伊藤雄康著	180 元
42. 隨心所欲瘦身冥想法	原久子著	180 元
43. 胎兒革命	鈴木丈織著	180 元
44. NS 磁氣平衡法塑造窈窕奇蹟	古屋和江著	180 元
45. 享瘦從腳開始	山田陽子著	180 元
46. 小改變瘦 4 公斤	宮本裕子著	180 元
47. 軟管減肥瘦身	高橋輝男著	180 元
48. 海藻精神秘美容法	劉名揚編著	180 元
49. 肌膚保養與脫毛	鈴木真理著	180 元
50. 10 天減肥 3 公斤	彤雲編輯組	180 元
51. 穿出自己的品味	西村玲子著	280 元
52. 小孩髮型設計	李芳黛譯	250 元

・青　春　天　地・大展編號 17

1. A 血型與星座	柯素娥編譯	160 元
2. B 血型與星座	柯素娥編譯	160 元
3. O 血型與星座	柯素娥編譯	160 元
4. AB 血型與星座	柯素娥編譯	120 元
5. 青春期性教室	呂貴嵐編譯	130 元
9. 小論文寫作秘訣	林顯茂編譯	120 元
11. 中學生野外遊戲	熊谷康編著	120 元
12. 恐怖極短篇	柯素娥編譯	130 元
13. 恐怖夜話	小毛驢編譯	130 元
14. 恐怖幽默短篇	小毛驢編譯	120 元
15. 黑色幽默短篇	小毛驢編譯	120 元
16. 靈異怪談	小毛驢編譯	130 元
17. 錯覺遊戲	小毛驢編著	130 元
18. 整人遊戲	小毛驢編著	150 元
19. 有趣的超常識	柯素娥編譯	130 元
20. 哦！原來如此	林慶旺編譯	130 元
21. 趣味競賽 100 種	劉名揚編譯	120 元
22. 數學謎題入門	宋釗宜編譯	150 元
23. 數學謎題解析	宋釗宜編譯	150 元
24. 透視男女心理	林慶旺編譯	120 元
25. 少女情懷的自白	李桂蘭編譯	120 元

26. 由兄弟姊妹看命運　李玉瓊編譯　130元
27. 趣味的科學魔術　林慶旺編譯　150元
28. 趣味的心理實驗室　李燕玲編譯　150元
29. 愛與性心理測驗　小毛驢編譯　130元
30. 刑案推理解謎　小毛驢編譯　180元
31. 偵探常識推理　小毛驢編譯　180元
32. 偵探常識解謎　小毛驢編譯　130元
33. 偵探推理遊戲　小毛驢編譯　180元
34. 趣味的超魔術　廖玉山編著　150元
35. 趣味的珍奇發明　柯素娥編著　150元
36. 登山用具與技巧　陳瑞菊編著　150元
37. 性的漫談　蘇燕謀編著　180元
38. 無的漫談　蘇燕謀編著　180元
39. 黑色漫談　蘇燕謀編著　180元
40. 白色漫談　蘇燕謀編著　180元

・健　康　天　地・大展編號 18

1. 壓力的預防與治療　柯素娥編譯　130元
2. 超科學氣的魔力　柯素娥編譯　130元
3. 尿療法治病的神奇　中尾良一著　130元
4. 鐵證如山的尿療法奇蹟　廖玉山譯　120元
5. 一日斷食健康法　葉慈容編譯　150元
7. 癌症早期檢查法　廖松濤譯　160元
8. 老人痴呆症防止法　柯素娥編譯　170元
9. 松葉汁健康飲料　陳麗芬編譯　150元
10. 揉肚臍健康法　永井秋夫著　150元
11. 過勞死、猝死的預防　卓秀貞編譯　130元
12. 高血壓治療與飲食　藤山順豐著　180元
13. 老人看護指南　柯素娥編譯　150元
14. 美容外科淺談　楊啟宏著　150元
15. 美容外科新境界　楊啟宏著　150元
16. 鹽是天然的醫生　西英司郎著　140元
17. 年輕十歲不是夢　梁瑞麟譯　200元
18. 茶料理治百病　桑野和民著　180元
20. 杜仲茶養顏減肥法　西田博著　170元
21. 蜂膠驚人療效　瀨長良三郎著　180元
22. 蜂膠治百病　瀨長良三郎著　180元
23. 醫藥與生活　鄭炳全著　180元
24. 鈣長生寶典　落合敏著　180元
25. 大蒜長生寶典　木下繁太郎著　160元
26. 居家自我健康檢查　石川恭三著　160元
27. 永恆的健康人生　李秀鈴譯　200元
28. 大豆卵磷脂長生寶典　劉雪卿譯　150元

29. 芳香療法	梁艾琳譯	160 元
30. 醋長生寶典	柯素娥譯	180 元
31. 從星座透視健康	席拉・吉蒂斯著	180 元
32. 愉悅自在保健學	野本二士夫著	160 元
33. 裸睡健康法	丸山淳士等著	160 元
35. 維他命長生寶典	菅原明子著	180 元
36. 維他命 C 新效果	鐘文訓編	150 元
38. AIDS 瞭解與預防	彼得塔歇爾著	180 元
39. 甲殼質殼聚糖健康法	沈永嘉譯	160 元
40. 神經痛預防與治療	木下真男著	160 元
41. 室內身體鍛鍊法	陳炳崑編著	160 元
42. 吃出健康藥膳	劉大器編著	180 元
43. 自我指壓術	蘇燕謀編著	160 元
44. 紅蘿蔔汁斷食療法	李玉瓊編著	150 元
45. 洗心術健康秘法	竺翠萍編譯	170 元
46. 枇杷葉健康療法	柯素娥編譯	180 元
47. 抗衰血癒	楊啟宏著	180 元
48. 與癌搏鬥記	逸見政孝著	180 元
49. 冬蟲夏草長生寶典	高橋義博著	170 元
50. 痔瘡・大腸疾病先端療法	宮島伸宜著	180 元
51. 膠布治癒頑固慢性病	加瀨建造著	180 元
53. 香煙能防止癡呆？	高田明和著	180 元
54. 穀菜食治癌療法	佐藤成志著	180 元
55. 貼藥健康法	松原英多著	180 元
56. 克服癌症調和道呼吸法	帶津良一著	180 元
58. 青春永駐養生導引術	早島正雄著	180 元
59. 改變呼吸法創造健康	原久子著	180 元
60. 荷爾蒙平衡養生秘訣	出村博著	180 元
61. 水美肌健康法	井戶勝富著	170 元
62. 認識食物掌握健康	廖梅珠編著	170 元
64. 酸莖菌驚人療效	上田明彥著	180 元
65. 大豆卵磷脂治現代病	神津健一著	200 元
66. 時辰療法—危險時刻凌晨 4 時	呂建強等著	180 元
67. 自然治癒力提升法	帶津良一著	180 元
68. 巧妙的氣保健法	藤平墨子著	180 元
69. 治癒 C 型肝炎	熊田博光著	180 元
70. 肝臟病預防與治療	劉名揚編著	180 元
71. 腰痛平衡療法	荒井政信著	180 元
72. 根治多汗症、狐臭	稻葉益巳著	220 元
73. 40 歲以後的骨質疏鬆症	沈永嘉譯	180 元
74. 認識中藥	松下一成著	180 元
75. 認識氣的科學	佐佐木茂美著	180 元
76. 我戰勝了癌症	安田伸著	180 元
77. 斑點是身心的危險信號	中野進著	180 元

78. 艾波拉病毒大震撼　玉川重德著　180 元
79. 重新還我黑髮　桑名隆一郎著　180 元
80. 身體節律與健康　林博史著　180 元
81. 生薑治萬病　石原結實著　180 元
84. 認識活性氧　井土貴司著　180 元
85. 深海鮫治百病　廖玉山編著　180 元
86. 神奇的蜂王乳　井上丹治著　180 元
87. 卡拉 OK 健腦法　東潔著　180 元
88. 卡拉 OK 健康法　福田伴男著　180 元
89. 醫藥與生活（二）　鄭炳全著　200 元
91. 年輕 10 歲快步健康法　石塚忠雄著　180 元
92. 石榴的驚人神效　岡本順子著　180 元
93. 飲料健康法　白鳥早奈英著　180 元
94. 健康棒體操　劉名揚編譯　180 元
95. 催眠健康法　蕭京凌編著　180 元
96. 鬱金（美王）治百病　水野修一著　180 元
97. 醫藥與生活（三）　鄭炳全著　200 元

・實用女性學講座・大展編號 19

1. 解讀女性內心世界　島田一男著　150 元
2. 塑造成熟的女性　島田一男著　150 元
3. 女性整體裝扮學　黃靜香編著　180 元
4. 女性應對禮儀　黃靜香編著　180 元
5. 女性婚前必修　小野十傳著　200 元
6. 徹底瞭解女人　田口二州著　180 元
7. 拆穿女性謊言 88 招　島田一男著　200 元
8. 解讀女人心　島田一男著　200 元
9. 俘獲女性絕招　志賀貢著　200 元
10. 愛情的壓力解套　中村理英子著　200 元
11. 妳是人見人愛的女孩　廖松濤編著　200 元

・校園系列・大展編號 20

1. 讀書集中術　多湖輝著　180 元
2. 應考的訣竅　多湖輝著　150 元
3. 輕鬆讀書贏得聯考　多湖輝著　180 元
4. 讀書記憶秘訣　多湖輝著　180 元
5. 視力恢復！超速讀術　江錦雲譯　180 元
6. 讀書 36 計　黃柏松編著　180 元
7. 驚人的速讀術　鐘文訓編著　170 元
8. 學生課業輔導良方　多湖輝著　180 元
9. 超速讀超記憶法　廖松濤編著　180 元
10. 速算解題技巧　宋釗宜編著　200 元

11. 看圖學英文　陳炳崑編著　200 元
12. 讓孩子最喜歡數學　沈永嘉譯　180 元
13. 催眠記憶術　林碧清譯　180 元
14. 催眠速讀術　林碧清譯　180 元
15. 數學式思考學習法　劉淑錦譯　200 元
16. 考試憑要領　劉孝暉著　180 元
17. 事半功倍讀書法　王毅希著　200 元
18. 超金榜題名術　陳蒼杰譯　200 元
19. 靈活記憶術　林耀慶編著　180 元
20. 數學增強要領　江修楨編著　180 元
21. 使頭腦靈活的數學　逢澤明著　200 元
22. 難解數學破題　宋釗宜著　200 元

・實用心理學講座・大展編號 21

1. 拆穿欺騙伎倆　多湖輝著　140 元
2. 創造好構想　多湖輝著　140 元
3. 面對面心理術　多湖輝著　160 元
4. 偽裝心理術　多湖輝著　140 元
5. 透視人性弱點　多湖輝著　180 元
6. 自我表現術　多湖輝著　180 元
7. 不可思議的人性心理　多湖輝著　180 元
8. 催眠術入門　多湖輝著　180 元
9. 責罵部屬的藝術　多湖輝著　150 元
10. 精神力　多湖輝著　150 元
11. 厚黑說服術　多湖輝著　150 元
12. 集中力　多湖輝著　150 元
13. 構想力　多湖輝著　150 元
14. 深層心理術　多湖輝著　160 元
15. 深層語言術　多湖輝著　160 元
16. 深層說服術　多湖輝著　180 元
17. 掌握潛在心理　多湖輝著　160 元
18. 洞悉心理陷阱　多湖輝著　180 元
19. 解讀金錢心理　多湖輝著　180 元
20. 拆穿語言圈套　多湖輝著　180 元
21. 語言的內心玄機　多湖輝著　180 元
22. 積極力　多湖輝著　180 元

・超現實心靈講座・大展編號 22

1. 超意識覺醒法　詹蔚芬編譯　130 元
2. 護摩秘法與人生　劉名揚編譯　130 元
3. 秘法！超級仙術入門　陸明譯　200 元
4. 給地球人的訊息　柯素娥編著　150 元

5. 密教的神通力　劉名揚編著　130元
6. 神秘奇妙的世界　平川陽一著　200元
7. 地球文明的超革命　吳秋嬌譯　200元
8. 力量石的秘密　吳秋嬌譯　180元
9. 超能力的靈異世界　馬小莉譯　200元
10. 逃離地球毀滅的命運　吳秋嬌譯　200元
11. 宇宙與地球終結之謎　南山宏著　200元
12. 驚世奇功揭秘　傅起鳳著　200元
13. 啟發身心潛力心象訓練法　栗田昌裕著　180元
14. 仙道術遁甲法　高藤聰一郎著　220元
15. 神通力的秘密　中岡俊哉著　180元
16. 仙人成仙術　高藤聰一郎著　200元
17. 仙道符咒氣功法　高藤聰一郎著　220元
18. 仙道風水術尋龍法　高藤聰一郎著　200元
19. 仙道奇蹟超幻像　高藤聰一郎著　200元
20. 仙道鍊金術房中法　高藤聰一郎著　200元
21. 奇蹟超醫療治癒難病　深野一幸著　220元
22. 揭開月球的神秘力量　超科學研究會　180元
23. 秘傳！西藏密教奧義　高藤聰一郎著　250元
24. 改變你的夢術入門　高藤聰一郎著　250元
25. 21世紀拯救地球超技術　深野一幸著　250元

・養 生 保 健・大展編號23

1. 醫療養生氣功　黃孝寬著　250元
2. 中國氣功圖譜　余功保著　250元
3. 少林醫療氣功精粹　井玉蘭著　250元
4. 龍形實用氣功　吳大才等著　220元
5. 魚戲增視強身氣功　宮　嬰著　220元
7. 道家玄牝氣功　張　章著　200元
8. 仙家秘傳袪病功　李遠國著　160元
9. 少林十大健身功　秦慶豐著　180元
10. 中國自控氣功　張明武著　250元
11. 醫療防癌氣功　黃孝寬著　250元
12. 醫療強身氣功　黃孝寬著　250元
13. 醫療點穴氣功　黃孝寬著　250元
14. 中國八卦如意功　趙維漢著　180元
15. 正宗馬禮堂養氣功　馬禮堂著　420元
16. 秘傳道家筋經內丹功　王慶餘著　300元
17. 三元開慧功　辛桂林著　250元
18. 防癌治癌新氣功　郭　林著　180元
19. 禪定與佛家氣功修煉　劉天君著　200元
20. 顛倒之術　梅自強著　360元
21. 簡明氣功辭典　吳家駿編　360元

22. 八卦三合功　張全亮著　230 元
23. 朱砂掌健身養生功　楊永著　250 元
24. 抗老功　陳九鶴著　230 元
25. 意氣按穴排濁自療法　黃啟運編著　250 元
26. 陳式太極拳養生功　陳正雷著　200 元
27. 健身祛病小功法　王培生著　200 元
28. 張式太極混元功　張春銘著　250 元
29. 中國璇密功　羅琴編著　250 元
30. 中國少林禪密功　齊飛龍著　200 元
31. 郭林新氣功　郭林新氣功研究所　400 元
32. 太極 八卦之源與健身養生　鄭志鴻等著　280 元
33. 現代原始氣功<1>　林始原著　400 元

・社會人智囊・大展編號 24

1. 糾紛談判術　清水增三著　160 元
2. 創造關鍵術　淺野八郎著　150 元
3. 觀人術　淺野八郎著　200 元
4. 應急詭辯術　廖英迪編著　160 元
5. 天才家學習術　木原武一著　160 元
6. 貓型狗式鑑人術　淺野八郎著　180 元
7. 逆轉運掌握術　淺野八郎著　180 元
8. 人際圓融術　澀谷昌三著　160 元
9. 解讀人心術　淺野八郎著　180 元
10. 與上司水乳交融術　秋元隆司著　180 元
11. 男女心態定律　小田晉著　180 元
12. 幽默說話術　林振輝編著　200 元
13. 人能信賴幾分　淺野八郎著　180 元
14. 我一定能成功　李玉瓊譯　180 元
15. 獻給青年的嘉言　陳蒼杰譯　180 元
16. 知人、知面、知其心　林振輝編著　180 元
17. 塑造堅強的個性　坂上肇著　180 元
18. 為自己而活　佐藤綾子著　180 元
19. 未來十年與愉快生活有約　船井幸雄著　180 元
20. 超級銷售話術　杜秀卿譯　180 元
21. 感性培育術　黃靜香編著　180 元
22. 公司新鮮人的禮儀規範　蔡媛惠譯　180 元
23. 傑出職員鍛鍊術　佐佐木正著　180 元
24. 面談獲勝戰略　李芳黛譯　180 元
25. 金玉良言撼人心　森純大著　180 元
26. 男女幽默趣典　劉華亭編著　180 元
27. 機智說話術　劉華亭編著　180 元
28. 心理諮商室　柯素娥譯　180 元
29. 如何在公司崢嶸頭角　佐佐木正著　180 元

30. 機智應對術　李玉瓊編著　200 元
31. 克服低潮良方　坂野雄二著　180 元
32. 智慧型說話技巧　沈永嘉編著　180 元
33. 記憶力、集中力增進術　廖松濤編著　180 元
34. 女職員培育術　林慶旺編著　180 元
35. 自我介紹與社交禮儀　柯素娥編著　180 元
36. 積極生活創幸福　田中真澄著　180 元
37. 妙點子超構想　多湖輝著　180 元
38. 說 NO 的技巧　廖玉山編著　180 元
39. 一流說服力　李玉瓊編著　180 元
40. 般若心經成功哲學　陳鴻蘭編著　180 元
41. 訪問推銷術　黃靜香編著　180 元
42. 男性成功秘訣　陳蒼杰編著　180 元
43. 笑容、人際智商　宮川澄子著　180 元
44. 多湖輝的構想工作室　多湖輝著　200 元
45. 名人名語啟示錄　喬家楓著　180 元
46. 口才必勝術　黃柏松編著　220 元
47. 能言善道的說話秘訣　章智冠編著　180 元
48. 改變人心成為贏家　多湖輝著　200 元
49. 說服的ＩＱ　沈永嘉譯　200 元
50. 提升腦力超速讀術　齊藤英治著　200 元
51. 操控對手百戰百勝　多湖輝著　200 元
52. 面試成功戰略　柯素娥編著　200 元
53. 摸透男人心　劉華亭編著　180 元
54. 撼動人心優勢口才　龔伯牧編著　180 元
55. 如何使對方說 yes　程　羲編著　200 元
56. 小道理・美好生活　林政峰編著　180 元
57. 拿破崙智慧箴言　柯素娥編著　200 元
58. 解開第六感之謎　匠英一編著　200 元
59. 讀心術入門　王嘉成編著　180 元
60. 這趟人生怎麼走　李亦盛編著　200 元
61. 這趟人生無限好　李亦盛編著　200 元

・精　選　系　列・大展編號 25

1. 毛澤東與鄧小平　渡邊利夫等著　280 元
2. 中國大崩裂　江戶介雄著　180 元
3. 台灣・亞洲奇蹟　上村幸治著　220 元
4. 7-ELEVEN 高盈收策略　國友隆一著　180 元
5. 台灣獨立（新・中國日本戰爭一）　森詠著　200 元
6. 迷失中國的末路　江戶雄介著　220 元
7. 2000 年 5 月全世界毀滅　紫藤甲子男著　180 元
8. 失去鄧小平的中國　小島朋之著　220 元
9. 世界史爭議性異人傳　桐生操著　200 元

10. 淨化心靈享人生　松濤弘道著　220 元
11. 人生心情診斷　賴藤和寬著　220 元
12. 中美大決戰　檜山良昭著　220 元
13. 黃昏帝國美國　莊雯琳譯　220 元
14. 兩岸衝突（新・中國日本戰爭二）　森詠著　220 元
15. 封鎖台灣（新・中國日本戰爭三）　森詠著　220 元
16. 中國分裂（新・中國日本戰爭四）　森詠著　220 元
17. 由女變男的我　虎井正衛著　200 元
18. 佛學的安心立命　松濤弘道著　220 元
19. 世界喪禮大觀　松濤弘道著　280 元
20. 中國內戰（新・中國日本戰爭五）　森詠著　220 元
21. 台灣內亂（新・中國日本戰爭六）　森詠著　220 元
22. 琉球戰爭①（新・中國日本戰爭七）　森詠著　220 元
23. 琉球戰爭②（新・中國日本戰爭八）　森詠著　220 元
24. 台海戰爭（新・中國日本戰爭九）　森詠著　220 元
25. 美中開戰（新・中國日本戰爭十）　森詠著　220 元
26. 東海戰爭①（新・中國日本戰爭十一）森詠著　220 元
27. 東海戰爭②（新・中國日本戰爭十二）森詠著　220 元

・運　動　遊　戲・大展編號 26

1. 雙人運動　李玉瓊譯　160 元
2. 愉快的跳繩運動　廖玉山譯　180 元
3. 運動會項目精選　王佑京譯　150 元
4. 肋木運動　廖玉山譯　150 元
5. 測力運動　王佑宗譯　150 元
6. 游泳入門　唐桂萍編著　200 元
7. 帆板衝浪　王勝利譯　300 元
8. 蛙泳七日通　溫仲華編著　180 元
9. 中老年人游泳指導　溫仲華著　180 元
10. 爬泳(自由式)技術與練習　吳河海著　180 元
11. 仰泳技術與練習　吳河海著　180 元
12. 蝶泳技術與練習　吳河海著　180 元
18. 健美操＋VCD　蕭光來主編　400 元
19. 直排輪休閒與競技　劉仁輝編著　220 元
20. 乒乓球發球與接發球　張良西著　200 元
21. 乒乓球雙打　李浩松著　180 元
22. 乒乓球削球　王蒲主編　220 元
23. 乒乓球打法與戰術　岳海鵬編著　220 元
24. 乒乓球步法的技巧　張博著　220 元
25. 乒乓球弧圈球與臺內球　劉雅玲編著　180 元

・運動精進叢書・大展編號 261

1.	怎樣跑得快	沈信生主編	200 元
2.	怎樣投得遠	沈信生主編	180 元
3.	怎樣跳得遠	沈信生主編	180 元
4.	怎樣跳得高	沈信生主編	180 元
5.	高爾夫揮桿原理	耿玉東編著	220 元
6.	網球技巧圖解	宋強編著	220 元
7.	排球技巧圖解	鍾秉樞主編	230 元
8.	沙灘排球技巧圖解	鍾秉樞主編	230 元
9.	撞球技巧圖解	馬善凱著	230 元
10.	籃球技巧圖解	許博編著	220 元
11.	足球技巧圖解	麻雪田等著	230 元

・休閒娛樂・大展編號 27

1.	海水魚飼養法	田中智浩著	300 元
2.	金魚飼養法	曾雪玫譯	250 元
3.	熱門海水魚	毛利匡明著	480 元
4.	愛犬的教養與訓練	池田好雄著	250 元
5.	狗教養與疾病	杉浦哲著	220 元
6.	小動物養育技巧	三上昇著	300 元
7.	水草選擇、培育、消遣	安齊裕司著	300 元
8.	四季釣魚法	釣朋會著	200 元
9.	簡易釣魚入門	張果馨譯	200 元
10.	防波堤釣入門	張果馨譯	220 元
11.	透析愛犬習性	沈永嘉譯	200 元
14.	花卉專家門診	胡一民編著	280 元
15.	一年花事早知道	劉宏濤編著	280 元
16.	常見花卉栽培	科學研究所編著	280 元
17.	養花竅門 99 招	劉宏濤編著	220 元
18.	盆花養護 99 招	劉宏濤編著	220 元
19.	盆景養護 83 招	彭春生編著	220 元
20.	園藝植物管理	船越亮二著	220 元
21.	實用家庭菜園ＤＩＹ	孔翔儀著	200 元
22.	住宅修補ＤＩＹ	吉田徹著	200 元
23.	假日木工ＤＩＹ	李久霖譯	200 元
24.	輕鬆瞭解電氣	柯富陽編著	200 元
30.	汽車急救ＤＩＹ	陳瑞雄編著	200 元
31.	巴士旅行遊戲	陳羲編著	180 元
32.	測驗你的ＩＱ	蕭京凌編著	180 元
33.	益智數字遊戲	廖玉山編著	180 元
34.	益智腦力激盪	劉筱卉編著	180 元
35.	對人有助益的數學	伸田紀夫著	180 元

40. 撲克牌遊戲與贏牌秘訣　林振輝編著　180 元
41. 撲克牌魔術、算命、遊戲　林振輝編著　180 元
42. 撲克占卜入門　王家成編著　180 元
43. 撲克牌遊戲入門　張欣筑編著　180 元
49. 趣味性史漫談　玄虛叟編著　200 元
50. 兩性幽默　幽默選集編輯組　180 元
51. 異色幽默　幽默選集編輯組　180 元
52. 幽默魔法鏡　玄虛叟編著　180 元
53. 幽默樂透站　玄虛叟編著　180 元
54. 印度幽默小品　玄虛叟編著　180 元
60. 圖解交際舞速成　鐘文訓編著　220 元
70. 亞洲真實恐怖事件　楊鴻儒譯　200 元

・銀髮族智慧學・大展編號 28

1. 銀髮六十樂逍遙　多湖輝著　170 元
2. 人生六十反年輕　多湖輝著　170 元
3. 六十歲的決斷　多湖輝著　170 元
4. 銀髮族健身指南　孫瑞台編著　250 元
5. 退休後的夫妻健康生活　施聖茹譯　200 元

・飲 食 保 健・大展編號 29

1. 自己製作健康茶　大海淳著　220 元
2. 好吃、具藥效茶料理　德永睦子著　220 元
3. 改善慢性病健康藥草茶　吳秋嬌譯　200 元
4. 藥酒與健康果菜汁　成玉編著　250 元
5. 家庭保健養生湯　馬汴梁編著　220 元
6. 降低膽固醇的飲食　早川和志著　200 元
7. 女性癌症的飲食　女子營養大學　280 元
8. 痛風者的飲食　女子營養大學　280 元
9. 貧血者的飲食　女子營養大學　280 元
10. 高脂血症者的飲食　女子營養大學　280 元
11. 男性癌症的飲食　女子營養大學　280 元
12. 過敏者的飲食　女子營養大學　280 元
13. 心臟病的飲食　女子營養大學　280 元
14. 滋陰壯陽的飲食　王增著　220 元
15. 胃、十二指腸潰瘍的飲食　勝健一等著　280 元
16. 肥胖者的飲食　雨宮禎子等著　280 元
17. 癌症有效的飲食　河內卓等著　300 元
18. 糖尿病有效的飲食　山田信博等著　300 元
19. 骨質疏鬆症有效的飲食　板橋明等著　300 元
20. 高血壓有效的飲食　大內尉義著　300 元
21. 肝病有效的飲食　田中武等著　300 元

國家圖書館出版品預行編目資料

冬蟲夏草長生寶典／高橋義博著；李久霖譯
－初版－臺北市，大展，民 85
面；21 公分－2版（元氣系列；9）
譯自：奇跡を呼ぶ冬虫夏草
ISBN 978-957-557-606-6（平裝）
1. 食物治療 2. 健康法
418.91 85005097

冬蟲夏草長生寶典

ISBN-13:978-957-557-606-6
ISBN-10: 957-557-606-3

原 著 者／高 橋 義 博
譯　　者／李　久　霖
發 行 人／蔡　森　明
出 版 者／大展出版社有限公司
社　　址／台北市北投區（石牌）致遠一路 2 段 12 巷 1 號
電　　話／(02) 28236031・28236033・28233123
傳　　真／(02) 28272069
郵政劃撥／01669551
網　　址／www.dah-jaan.com.tw
E-mail／service@dah-jaan.com.tw
登 記 證／局版臺業字第 2171 號
承 印 者／國順文具印刷行
裝　　訂／建鑫印刷裝訂有限公司
排 版 者／弘益電腦排版有限公司
初版1刷／1996 年（民 85 年） 7 月
2 版1刷／2006 年（民 95 年）10 月

定價／170 元